Sreemedha Choudhury

Padrão de utilização de telemóveis entre estudantes de medicina

Sreemedha Choudhury

Padrão de utilização de telemóveis entre estudantes de medicina

ScienciaScripts

Imprint

Cover image: www.ingimage.com

This book is a translation from the original published under ISBN 978-3-330-33353-6.

Publisher:
Sciencia Scripts
is a trademark of
Dodo Books Indian Ocean Ltd. and OmniScriptum S.R.L publishing group

120 High Road, East Finchley, London, N2 9ED, United Kingdom
Str. Armeneasca 28/1, office 1, Chisinau MD-2012, Republic of Moldova, Europe
Managing Directors: Ieva Konstantinova, Victoria Ursu
info@omniscriptum.com

Printed at: see last page
ISBN: 978-620-8-57174-0

NOTA DE OBRIGADO

Gostaria de agradecer a várias pessoas sem as quais esta investigação não teria sido possível.

Em primeiro lugar, gostaria de manifestar o meu grande apreço e gratidão ao meu mentor e supervisor, Dr. Indranil Saha, que sempre me encorajou, orientou e mostrou o caminho que eu tinha de seguir para realizar esta investigação. Sem ele, esta investigação não teria visto a luz do dia.

Antes de mais, gostaria de agradecer aos meus pais e à minha irmã, que são o meu apoio e sem os quais não sou nada.

Por último, gostaria de agradecer a todos os meus amigos e benfeitores que me ajudaram em todos os pormenores para que esta investigação decorresse sem problemas.

ÍNDICE DE CONTEÚDOS

CAPÍTULO 1 INTRODUÇÃO

"Para os adultos, o telemóvel tornou-se um objeto de transição que substitui o ursinho de peluche, no qual encontram conforto e um sentimento de pertença."

- Margaret Heffernan

Um dos produtos tecnológicos mais visíveis e difundidos no mundo atual é o "telemóvel". Longe vão os tempos em que os telemóveis eram considerados um luxo para os ricos; os telemóveis são agora acessíveis a pessoas de todas as idades e de todos os estratos económicos. Os custos mais baixos dos telefones, a conetividade, as dimensões mais reduzidas, etc., contribuíram para a sua difusão surpreendentemente rápida.

telemóveis entre as pessoas, especialmente entre as gerações mais jovens. [1] Em 2001, havia menos de mil milhões de utilizadores de telemóveis em todo o mundo, a maioria dos quais vivia em países industrializados. No final de 2010, o número de utilizadores de telemóveis tinha atingido os 5 mil milhões, a maioria dos quais vivia em países em desenvolvimento. [2]

Atualmente, a maioria dos telemóveis são designados por "smartphones" porque têm mais capacidade de computação e opções de conetividade do que os telemóveis convencionais. Com um smartphone, o utilizador pode fazer várias tarefas em qualquer lugar: fazer chamadas de voz e de vídeo, enviar mensagens de texto e MMS; é como um computador portátil integrado no telefone. Os smartphones podem, portanto, ser descritos com confiança como "o novo meio de transferência de informação". [3]

Embora os telemóveis sejam uma mais-valia para a melhoria das comunicações, existem inúmeros debates e contra-estudos sobre a utilização frequente dos telemóveis e os seus efeitos a longo prazo. Os telemóveis são transmissores de radiofrequência de baixa potência que funcionam a frequências entre 450 e 2700 MHz, com uma potência de pico na ordem dos 0,1 a 2 watts, através de antenas próximas da cabeça do utilizador. Estas ondas electromagnéticas são controversas porque aumentam o ritmo cardíaco, elevam a pressão arterial, provocam tonturas, etc. [4]

Um dos principais grupos de utilizadores de telemóveis são os estudantes. Estes justificam a sua utilização apontando as várias utilizações dos telemóveis, sendo a mais comum a procura de sítios de infoentretenimento para os seus trabalhos curriculares. Os telemóveis satisfazem a necessidade de individualização e, ao mesmo tempo, assinalam a pertença a um grupo de pares[(5)].

A utilização de telemóveis não tem qualquer finalidade ou influência negativa, mas a atitude e o tempo dedicados a estes aparelhos escravizam os estudantes e tornam-nos dependentes.[6] Foram relatados vários problemas relacionados com a atitude, a distractibilidade, a nomofobia, a ansiedade das chamadas, bem como a irritabilidade, o stress, etc.[7]

A maioria dos utilizadores de telemóveis são jovens que estudam em universidades, o que significa que uma grande parte das vítimas dos efeitos negativos dos telemóveis se encontra entre eles. A investigação mostra que a utilização de telemóveis se tornou uma parte tão importante da vida estudantil que é quase "invisível" e os estudantes nem sempre estão conscientes da extensão da sua dependência ou vício em telemóveis. Por conseguinte, é necessário identificar o limiar a partir do qual a utilização de telemóveis passa de uma ferramenta útil para uma ferramenta que escraviza tanto os utilizadores como a sociedade.

A dependência, os problemas de atenção, os distúrbios do sono, o aumento do risco de cancro, o acesso a informações que distraem e são desnecessárias, etc., são apenas a ponta do icebergue quando se trata de enumerar os efeitos nocivos da utilização do telemóvel. - são apenas a ponta do icebergue quando se trata de enumerar os efeitos nocivos da utilização do telemóvel. As pessoas, especialmente a geração atual, precisam de ser aconselhadas e informadas sobre os efeitos nocivos da utilização excessiva do telemóvel, para que possam voltar ao bom caminho.

Tendo em conta todas estas dificuldades e problemas e para descobrir a causa principal dos problemas relacionados com a utilização do telemóvel e as suas consequências, foi realizado um estudo transversal para descobrir o padrão de utilização entre os estudantes de medicina de uma faculdade de medicina em Bengala Ocidental.

CAPÍTULO 2 REVISÃO DA LITERATURA

De acordo com o Dicionário Oxford, a utilização mais antiga da palavra "telemóvel" provém do termo latino "mobile vulgus", que significa "multidão excitada". Os telemóveis fazem jus a esta reputação, trazendo uma nova sensação de velocidade e ligação à vida humana. [8] Enquanto os telefones fixos trouxeram a conetividade para as nossas casas e locais de trabalho, os telemóveis trazem-na diretamente para as mãos de um número e variedade sem precedentes de pessoas.

Os telemóveis são uma verdadeira bênção, dada a sua versatilidade: permitem-nos estar em contacto permanente com os nossos entes queridos, consultar o correio eletrónico, procurar informações numa grande base de dados na Internet, conversar, etc., enquanto estamos em movimento. No entanto, a rápida disseminação dos computadores móveis trouxe consigo um problema de dupla face: Para além de proporcionarem um acesso à informação antes inimaginável, provocam também distracções imprevistas.

Uma breve história do telemóvel:

A história do telemóvel remonta a cerca de 70-80 anos. Antes de existirem os aparelhos que agora se chamam telemóveis, havia precursores. Os primeiros aparelhos eram volumosos e consumiam muita energia, e a rede apenas suportava algumas chamadas em simultâneo.[8] Muita coisa pode acontecer em 80 anos, mas quando se trata de tecnologia, 80 anos é como viajar no tempo até ao tempo de Moisés ou do Império Romano. Exemplo disso é o telemóvel e, mais recentemente, o desenvolvimento da comunicação móvel via Internet, das redes sociais e da Internet super-rápida. [9]

1940: São introduzidos os rádios de mão (walkie-talkies). Muito utilizados durante a Segunda Guerra Mundial, especialmente pelas forças armadas.
1946: Os engenheiros da Bell Labs começam a trabalhar num sistema que permitirá

aos utilizadores fazer e receber chamadas a partir dos seus automóveis. Isto leva ao lançamento da telefonia móvel em St. Louis, Missouri, EUA.

1949: A AT&T, também com sede em St. Louis, comercializa o serviço de telefonia móvel e distribui-o em cem cidades e corredores rodoviários.

1959: É introduzido na cidade de Manchester, no Reino Unido, um sistema baseado em veículos denominado Serviço de Radiotelefonia Postal.

1973: Martin Cooper, da Motorola, efectua a primeira chamada telefónica móvel do mundo com o primeiro telemóvel portátil desenvolvido pela Motorola.

1979: Os primeiros sistemas automáticos de rádio móvel analógico são utilizados em Tóquio. (Início da utilização de telemóveis 1G)

1990: Surgimento das normas GSM e CDMA. (O aparecimento dos telemóveis 2G)

1993: É apresentado o *IBM Simon*. Poderia ter sido o primeiro smartphone do mundo.

1999: É lançado no Japão o primeiro serviço completo de Internet para telemóveis.

2001: Introdução dos telemóveis 3G.

Desde 2010: A necessidade de telemóveis mais rápidos e eficientes permitiu a introdução dos telemóveis 4G. As duas primeiras tecnologias comercialmente disponíveis com a designação 4G foram a norma WiMAX (oferecida nos EUA pela Sprint) e a norma LTE, que foi oferecida pela primeira vez na Escandinávia pela TeliaSonera.

Assim, o mundo mudou muito no domínio dos telemóveis e todos os dias há novos avanços neste domínio. A Índia também percorreu um longo caminho desde o final da década de 1980. Tornou-se o segundo maior mercado de telemóveis depois da China. Em 2004, havia cerca de 1,63 milhões de utilizadores de telemóveis no país e o número está a crescer exponencialmente. [10]
Não há dúvida de que os telemóveis são uma ferramenta atractiva e eficaz para a

comunicação e a interação interpessoal, mas recentemente têm surgido muitos relatórios sobre os efeitos negativos dos telemóveis na nossa vida quotidiana, que muitos de nós preferem ignorar. Em muitos países, os governos proibiram a utilização de telemóveis durante a condução devido ao aumento da probabilidade de acidentes. No entanto, todos os dias se vêem pessoas nas estradas a falar ao telemóvel enquanto conduzem, pondo em risco a sua própria vida e a dos outros. Os utilizadores de telemóveis também enfrentam muitos outros problemas, como o roubo cibernético, o assédio através de chamadas e mensagens obscenas, o desperdício de muito tempo e dinheiro com telemóveis que poderiam ter sido investidos noutras coisas importantes, etc. As pessoas tornaram-se tão viciadas e dependentes dos telemóveis que parece que se tornaram prisioneiras dos seus próprios telefones. Não admira que estes aparelhos se chamem "telemóveis"!

Em 2000, Palen et al. tentaram investigar se os telemóveis se intrometem na esfera privada ou social das pessoas e como é percebida a utilização de telemóveis em locais públicos.[11] Também investigaram a perceção dos sujeitos sobre a utilização de telemóveis em locais públicos. Inicialmente, a perceção da maioria era negativa. No entanto, ao longo do tempo, a utilização de telemóveis em locais públicos foi sendo cada vez mais aceite. Também descobriram que, inicialmente, as pessoas utilizavam os telemóveis por razões de segurança e de negócios ou profissionais, mais do que por razões sociais, e que, com o tempo, a utilização para interações sociais através do telefone também aumentou. Paul et al. (entre estudantes universitários) [12], Mortazavi et al. (entre estudantes do ensino secundário) ([13]) descobriram que a posse de telemóvel era estatisticamente significativa entre os homens em comparação com as mulheres. Mortazavi et al. identificaram a mala de mão (70%) como o local preferido para os telemóveis, enquanto Paul et al. indicaram os bolsos da barriga e do peito das roupas. [13] A despesa média mensal com telemóveis, de acordo com Subba et al, Mittal et al e Paul et al, foi de 300 rupias, 359,42 rupias e 221,94 rupias, respetivamente. A tendência identificada por Mittal et al. de mudança frequente de telemóvel entre os estudantes aumenta os encargos económicos dos pais. [14]

De acordo com Paul et al. a duração total mediana da aplicação foi de 65 minutos, de acordo com Subba et al. e Mahmoodabad SSM et al. - 45 minutos [(7, 12, 15)].

Subba et al. constataram que 95,5% dos estudantes utilizam os seus telemóveis na sala de aula, embora a maioria (98%) os coloque no silêncio.[7] Mahmudabad et al. constataram que 84% dos estudantes de medicina utilizam os seus telemóveis na sala de aula e 18,6% utilizam-nos enquanto conduzem. [15] Enquanto.

Paul et al. constataram que 63,6% dos estudantes tinham o telemóvel no silêncio, enquanto 46,7% atendiam chamadas enquanto conduziam ou andavam de bicicleta. [12] Outro estudo realizado no Reino Unido revelou que 90% dos inquiridos tinham sempre o telemóvel consigo quando viajavam. GO. [16] No seu estudo, Salama et al. constataram que 72,5% dos utilizadores tinham problemas de saúde. [17] Os sintomas relatados - dores de cabeça, perda de atenção - eram mais ou menos semelhantes aos relatados noutros estudos, como os de Thomee et al, [18] Mahmoodabad et al, [15] Mortazavi et al, [(13)] Paul et al, [12] e Soderquist et al. [19] Paul et al também constataram que 62,3% dos estudantes de medicina estavam conscientes do risco de acidentes. [12] Embora a dependência do telemóvel não seja reconhecida como uma categoria de diagnóstico no DSM-IV, observou-se que as pessoas viciadas tendem a sentir-se deprimidas, perdidas e isoladas sem um telemóvel. [20] O seu trabalho e a sua vida são por vezes perturbados por chamadas frequentes, mensagens de texto, navegação e comunicação na Internet. [(20)] Hoje em dia, a utilização excessiva de telemóveis é frequentemente considerada uma dependência comportamental, juntamente com outras dependências não químicas, como o jogo patológico, as compras compulsivas ou a dependência de jogos de vídeo. [21]

Atualmente, muitas pessoas utilizam o termo "utilização excessiva" para se referirem à "síndrome de dependência", que a Organização Mundial de Saúde (Comité de Peritos da OMS, 1964) utiliza em vez de *vício* ou *dependência*.[(22)] Alguns "utilizadores excessivos" de telemóveis apresentam comportamentos problemáticos semelhantes aos das pessoas com perturbações relacionadas com o consumo de substâncias, por exemplo, preocupação com os telemóveis, gastos excessivos de dinheiro ou de tempo com os telemóveis, [a utilização de]

Hoje em dia, as pessoas adoptam cada vez mais um estilo de vida virtual. A comunicação cara a cara está a ser substituída por conversas em linha, a leitura de livros quase deixou de estar na moda com o advento dos livros electrónicos, etc. Num estudo realizado pela Gazelle, verificou-se que mais de 25% dos inquiridos utilizam "quase sempre" um smartphone quando estão acompanhados, por exemplo, numa refeição ou numa festa. Além disso, 58% afirmaram que o utilizam "normalmente" ou "ocasionalmente" nessas situações. [23] Assim, a dependência do telemóvel levou a que as pessoas não saibam como se comportar quando não estão a utilizar um telemóvel!

Foram desenvolvidas várias escalas para avaliar a utilização problemática dos telemóveis (ver quadro abaixo). Destas, foram utilizados o Mobile Phone Dependency Questionnaire (MPDQ) e o Mobile Phone Involvement Questionnaire (MPIQ), bem como um questionário estruturado previamente desenvolvido e testado. Para além do padrão de utilização do telemóvel, dos factores que levam ao aumento da utilização do telemóvel, dos perigos, etc., foi também avaliado o grau de dependência e envolvimento do telemóvel na vida quotidiana.

Indicadores existentes para a utilização problemática de telemóveis [24]

Measure	Author	Basis	Subjects	Items
Mobile Phone Problem Use Scale (MPPUS)	Problem Use Scale (MPPUS) Bianchi and Phillips (2005)	Substance abuse literature	University students and community participants	28-item Likert (10 points)
Problematic Mobile Phone Use Questionnaire (PMPUQ)	Billieux et al. (2008)	Existing studies on problem mobile phone use	Community participants	30-item Likert (4 points)
Text-Message Dependency Scale (TMDS)	Igarashi et al. (2008)	Existing studies on text-message use/Young's criteria for Internet addiction	College students (15- 18 years old)	15-item Likert (5 points)
SMS Problem Use Diagnostic Questionnaire (SMS-PUDQ)	Rutland et al. (2007)	Young's criteria for Internet addiction	University students	8-item dichotomous

Mobile Phone Dependence Questionnaire (MPDQ)	Toda et al. (2004)	Evidence of excessive and prohibited use in students	Female university students	20-item Likert (4 points)
Mobile Phone Involvement Questionnaire	Walsh et al. (2010)	Substance abuse literature	Community participants	8-item Likert (7 points)
Problem Cellular Phone Use Questionnaire (PCPU-Q)	Yen et al. (2009)	Substance abuse literature	Adolescents	12-item dichotomous

Num estudo, Shari Walsh et al. investigaram a utilização de telemóveis entre os jovens na Austrália. [37] Verificou-se que a idade (mais jovem) e a auto-identidade previam significativamente a frequência de utilização do telemóvel entre os jovens, enquanto a idade (mais jovem), o género (feminino), a auto-identidade e as normas do grupo influenciavam significativamente o nível de envolvimento na utilização do telemóvel.[37] O Mobile Phone Use Involvement Questionnaire (MPIQ) foi desenvolvido e utilizado no estudo. Este questionário também foi utilizado neste estudo para relacionar várias razões psicossociais com o padrão de utilização do telemóvel entre os estudantes. Outra escala utilizada neste estudo é o MPDQ (Mobile Phone Dependence Questionnaire), que foi originalmente desenvolvido por Toda et al. para determinar a dependência do telemóvel. [38] Os resultados mostraram que a pontuação média da dependência do telemóvel foi de 32,4±9,5. Não houve diferença significativa entre homens e mulheres na percentagem de inquiridos classificados como altamente dependentes de telemóveis (18,8% versus 17,5%). No caso dos homens, foi encontrada uma correlação significativa entre a dependência do telemóvel e o estilo de vida relacionado com a saúde, ou seja, mais inquiridos com pontuações baixas de HPI estavam no grupo altamente dependente[(38)].

Os problemas de saúde mental, como a dependência, a insónia, a depressão, a nomofobia, o evitamento de ambientes sociais, etc., estão associados aos telemóveis. Muitos estudos mostram que os utilizadores associam frequentemente a utilização do telemóvel a dores de cabeça, problemas de memória e de concentração, fadiga, tonturas e distúrbios do sono - todos eles sintomas da doença das radiações.[22] Muitos utilizadores também referem vários outros problemas, como zumbidos, zumbidos, irritação ocular, problemas de audição, etc. [25] Embora os telemóveis sejam omnipresentes na Índia, poucos estudos foram realizados para compreender adequadamente o padrão de utilização dos telemóveis e as causas e consequências associadas, especialmente entre os jovens, como os estudantes universitários. Do ponto de vista académico, este projeto fornecerá aos investigadores e académicos uma base para continuarem a sua investigação. Por outro lado, os profissionais, como os fabricantes de telemóveis, os criadores de aplicações e as partes interessadas relevantes da indústria, apreciarão muito a informação obtida, uma vez que esta pode ser utilizada para desenvolver estratégias de marketing e planear direcções futuras.

CAPÍTULO 3 OBJECTIVOS E FINALIDADES

Os jovens passam cada vez mais tempo ao telemóvel, todos os dias, sem se aperceberem das consequências. Muitos estão conscientes dos efeitos nocivos para a saúde e de outros efeitos do uso excessivo do telemóvel, mas continuam a optar por usá-lo em vez de se ajudarem a si próprios. Jogam jogos nos seus telemóveis em vez de irem para a rua fazer exercício. Passam a maior parte do tempo a descarregar música e vídeos, a navegar na Internet em sítios de redes sociais, etc. Este estilo de vida sedentário e pouco saudável é prejudicial a longo prazo. Recentemente, os jovens, especialmente as raparigas, tornaram-se obcecados por publicar todos os pormenores nas redes sociais. Trata-se de uma espécie de TOC. Além disso, as redes sociais foram recentemente afectadas pela "mania das selfies". As pessoas tiram compulsivamente fotografias de si próprias com os seus telemóveis e publicam-nas. O entusiasmo em torno deste fenómeno tem sido tão grande que o Dicionário Oxford acrescentou a palavra "selfies" ao seu dicionário (26).

<u>Este estudo foi realizado com os seguintes objectivos</u>

1 Descobrir o padrão de utilização de telemóveis por estudantes de medicina.

2 Identificar os factores que levam a um aumento do consumo entre os estudantes.

3 .associar causas como a ansiedade, o stress, a irritabilidade, etc., à utilização excessiva do telemóvel e compreender como os estudantes percepcionam estes perigos.

4 Descobrir o grau de envolvimento e de dependência do telemóvel entre os participantes no teste.

CAPÍTULO 4 MATERIAL E MÉTODOS

Tipo de estudo: Trata-se de um estudo epidemiológico observacional analítico institucional.

Investigação.

Desenho do estudo: O estudo foi concebido como um estudo transversal.

Local do estudo: O estudo foi realizado na Faculdade de Medicina City IQ, em Durgapur, distrito de Burdwan, Bengala Ocidental. Trata-se de uma faculdade de medicina privada criada em 2013 e que admite 150 estudantes anualmente para o programa MBBS. Atualmente, a faculdade tem dois lotes

Estudantes MBBS, ou seja, 4 th semestres e 2 nd semestres. O Hospital Narayana Hrudayalaya é um hospital multi-especialidade afiliado à faculdade.

Período de estudo: O estudo foi realizado durante um período de dois meses, em julho e agosto de 2015.

Grupo de estudo: O grupo de estudo é constituído por todos os estudantes do sexo masculino e feminino que estudam numa faculdade de medicina e que possuem um telemóvel.

Dimensão da amostra e método de amostragem: Os dois lotes eram constituídos por 146 e 149 alunos, respetivamente, de um total de 150 alunos possíveis em cada lote. Quatro alunos já tinham abandonado o curso. O questionário foi pré-testado em 10 alunos: 5 alunos de cada grupo para o estudo-piloto. Estes 10 alunos foram excluídos do estudo final. Assim, foram recrutados para o estudo final um total de 285 ([146 + 149] - 10) alunos. Os alunos que não enviaram um questionário ou enviaram um questionário quase incompleto foram excluídos do estudo. No final, foram analisados 252 estudantes, o que corresponde a uma taxa de resposta de 88,4%. Foi utilizado o método de inquérito completo em vez da amostragem aleatória.

Critérios de seleção:

Critérios de inclusão:

- □ Participaram no estudo todos os estudantes de medicina biológica que possuem um telemóvel.

Critérios de exclusão:

- □ Estudantes que não desejem participar no estudo.
- □ Os alunos que tinham participado no pré-teste do questionário (estudo piloto) foram excluídos do estudo final.
- □ Alunos que não devolveram o questionário ou devolveram um questionário quase vazio.

Ferramentas utilizadas:

Ferramentas:

Um questionário estruturado pré-desenvolvido e pré-testado com duas escalas fiáveis previamente testadas: (i) a escala MPDQ (Mobile Phone Dependence Questionnaire) de Toda et al. e a escala MPIQ (Mobile Phone Involvement Questionnaire) de Walsh et al.

A tecnologia:

Preenchimento do questionário pelos inquiridos.

Procedimento de recolha de dados: Após aprovação pelo Comité de Ética da universidade, foi utilizado um questionário pré-concebido para pré-testar 10 estudantes. Posteriormente, foram efectuados os ajustamentos necessários. Os alunos foram abordados depois da aula e informados sobre o objetivo e a finalidade do estudo. Foi pedido aos inquiridos que dessem o seu consentimento por escrito. De seguida, foi entregue um questionário a todos eles e foi-lhes pedido que o devolvessem depois de o preencherem. Foi-lhes dado todo o tempo que quisessem e não houve qualquer coação. Se necessário, foram esclarecidas quaisquer dúvidas sobre o estudo e as perguntas do questionário.

Variáveis: **As** variáveis ou atributos listados abaixo são: Idade, sexo, religião, local de residência, custo do telefone, despesa mensal, preferência por um telemóvel, duração do uso do telefone, uso habitual do telefone, sintomas percebidos, etc.

Controlo de qualidade:

- Os inquiridos foram informados sobre o anonimato do questionário, a fim de garantir que as perguntas fossem respondidas corretamente.

- Foi respeitada uma confidencialidade estrita aquando do preenchimento do questionário.

- Foi efectuada uma dupla verificação ao compilar os dados do questionário numa folha de cálculo do Microsoft Excel.

Confidencialidade:

- O anonimato foi preservado para as respostas corretas.

- Os dados foram depois armazenados e analisados sob estrita confidencialidade.

Considerações éticas:

- Em primeiro lugar, a proposta foi enviada para o IRB (Institutional Review Board) da nossa instituição com o questionário de revisão ética. A recolha de dados só foi iniciada após a receção do certificado de aprovação ética.

- Foi obtida uma declaração de consentimento por escrito de cada inquirido.

- A confidencialidade e o sigilo foram estritamente mantidos durante todo o estudo.

Plano de análise / Instrumentos estatísticos: Os dados recolhidos foram compilados numa folha de cálculo do Microsoft Excel. Os dados categóricos foram expressos em proporções e os dados contínuos foram expressos em média, desvio padrão, mediana e intervalo. Foram utilizados histogramas e gráficos de pizza para representar dados qualitativos e foi criado um gráfico de dispersão para compreender a correlação entre duas variáveis contínuas. A correlação entre variáveis categóricas foi avaliada utilizando o teste do qui-quadrado de Pearson. Na tabela de aleatorização 2 x 2, se o valor esperado da célula se situasse entre 5 e 10, foi utilizado o teste do qui-quadrado de Yate corrigido. As pontuações do questionário de dependência do telemóvel (MPDQ) foram testadas quanto à sua distribuição normal utilizando o teste de Kolmogorov-Smirnov, e um valor de P não significativo indicou uma distribuição normal. O teste t de Student não pareado foi utilizado para determinar a diferença entre duas médias, e a análise de variância (ANOVA) unidirecional foi utilizada para testar mais de duas médias. No caso de uma ANOVA significativa, foi efectuado o teste post-hoc de Bonferroni para determinar diferenças significativas entre as duas médias. O software Statistical Package for Social Sciences (SPSS) (versão 19.0) foi utilizado para a análise. Um valor de P menor ou igual a 0,05 foi considerado estatisticamente significativo.

CAPÍTULO 5 OBSERVAÇÕES E RESULTADOS

Dados sócio-demográficos da população em estudo.

Figura 1: Histograma que mostra a distribuição dos sujeitos do teste por grupo etário

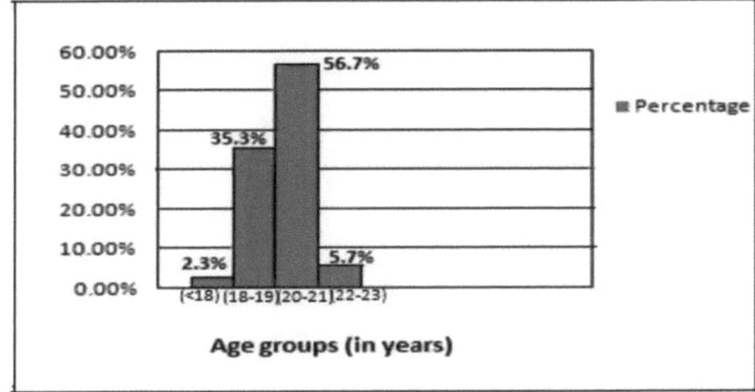

Dos 252 participantes no estudo, a maioria pertencia ao grupo etário dos 20-21 anos, seguido do grupo etário dos 18-19 anos (35,3%) e o menor número no grupo etário inferior a 18 anos.

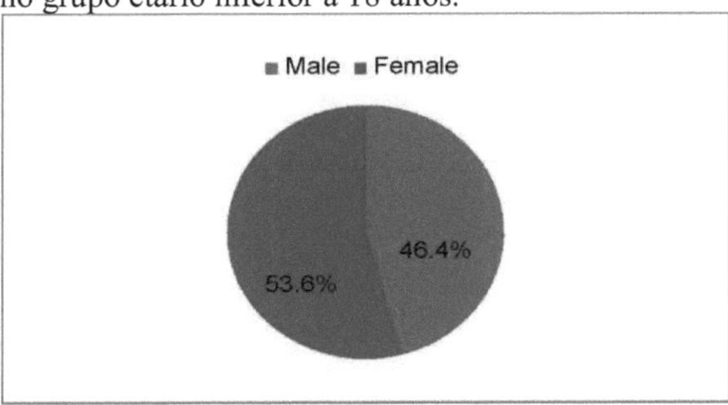

Figura 2: Gráfico de pizza mostrando a distribuição dos sujeitos do teste por género

Dos 250 inquiridos que responderam a esta pergunta, 53,6% eram do sexo feminino e 46,4% do sexo masculino.

Figura 3: Gráfico de pizza mostrando a distribuição das cobaias por semestre de estudo
Curso

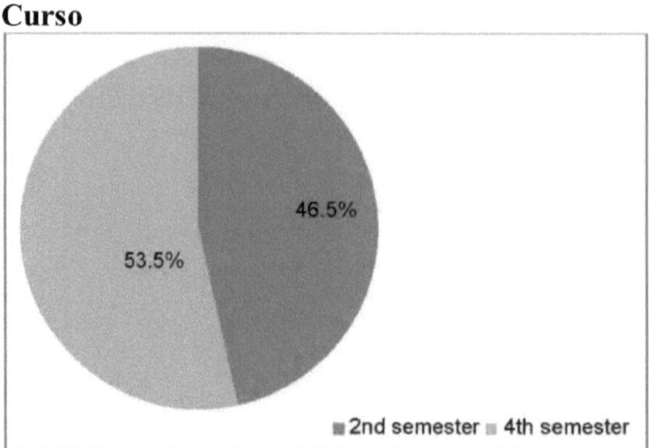

Dos 252 candidatos, 46,5 % foram aceites no 2º semestre e 53,5 % no 4º semestre.

Figura 4: Distribuição das pessoas do teste de acordo com o estatuto de residência atual:

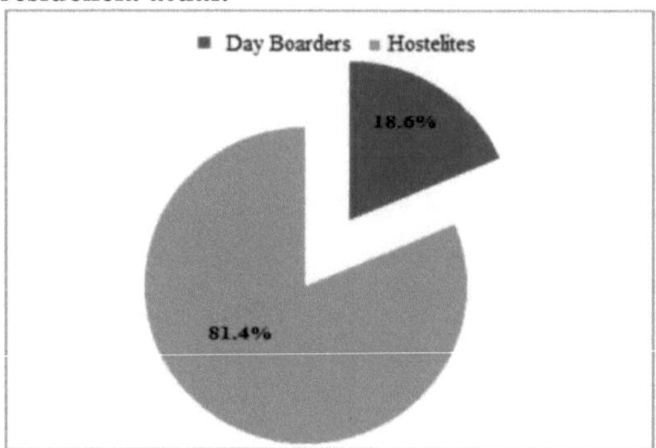

Dos 252 inquiridos, 18,6% eram alunos diurnos e 81,4% viviam numa residência.

Figura 5: Distribuição dos sujeitos do teste por local de residência

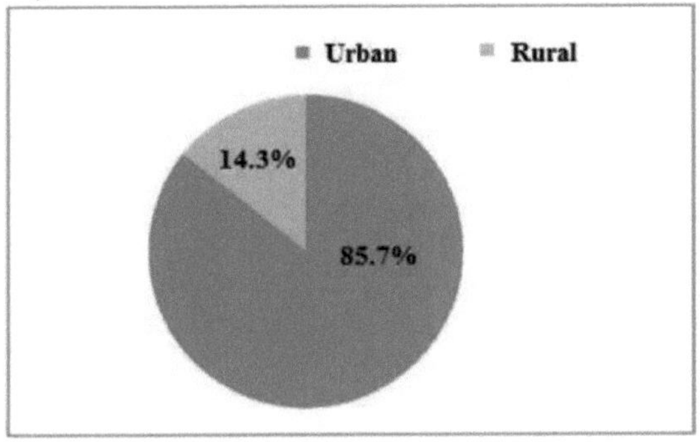

Dos 252 inquiridos, 14,3% provinham de zonas rurais e os restantes 85,7% de zonas urbanas.

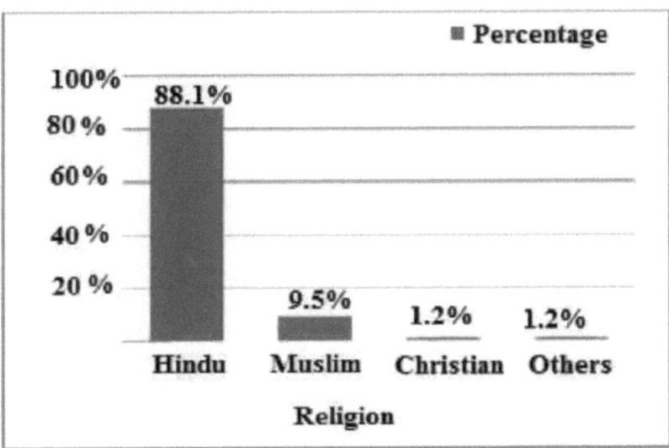

Figura 6: Distribuição das pessoas testadas por religião

Dos 252 inquiridos, a maioria (88,1 por cento) era hindu, seguida dos muçulmanos (9,5 por cento); o menor número de inquiridos (1,2 por cento cada) praticava o cristianismo e outras religiões.

Tabela 1: Distribuição dos participantes no estudo de acordo com o rendimento familiar médio mensal per capita = (n 139*)

Socio Economic class	Per capita monthly income(Rs.)	Frequency	Percentage
Upper class	≥ 5547	129	92.8%
Upper middle class	2773 - 5546	8	5.8%
Middle class	1664 - 2772	2	1.4%
Total		139	100%

***** *os outros não mencionaram o rendimento***

Todo o grupo de estudo pertencia a três classes socioeconómicas, de acordo com a nova versão da escala de estatuto socioeconómico modificada de B.G. Prasad. A maioria dos inquiridos (92,8 %) pertencia à classe alta, enquanto o menor número de inquiridos (1,4 %) pertencia à classe média.

Quadro 2: Distribuição dos participantes no estudo por objetivo buying mobile phones (n=252*)

Purpose	Frequency	Percentage
Connectivity with near and dear ones	113	44.8%
Just wanted to buy it	33	13.1%
As everybody was buying it	10	3.9%
Feel it's a necessity in today's life	189	75%
Don't have landline phone, so using mobile	12	4.7%
Got it as a gift	33	13.1%
Other reasons	10	3.9%

* *As respostas múltiplas são registadas*

A finalidade mais frequentemente citada foi "Sentir-se necessário na vida atual" (75%), seguida de "Conviver com a família e os amigos" (44,8%) e a finalidade menos utilizada foi "Outros motivos" (3,9%), por exemplo, fotografia, fins recreativos, etc.

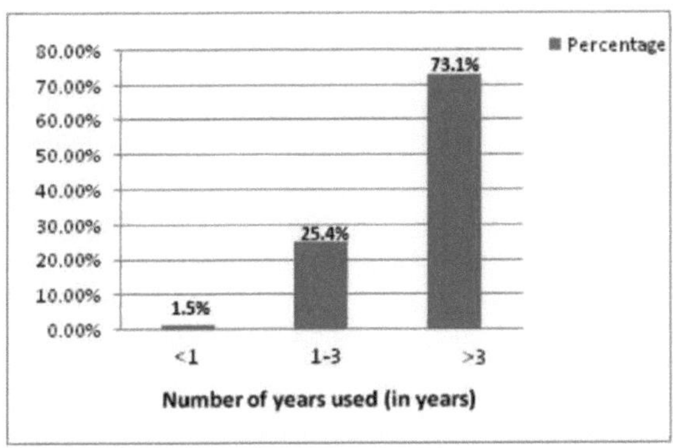

Figura 7: Distribuição dos participantes no teste por número de anos de utilização de telemóvel.

Dos 252 inquiridos, a maioria (73,1%) utilizava telemóveis há mais de três anos e o menor número (1,5%) há menos de um ano.

Figura 8: Distribuição dos participantes no teste por número de telemóveis trocados (n=252)

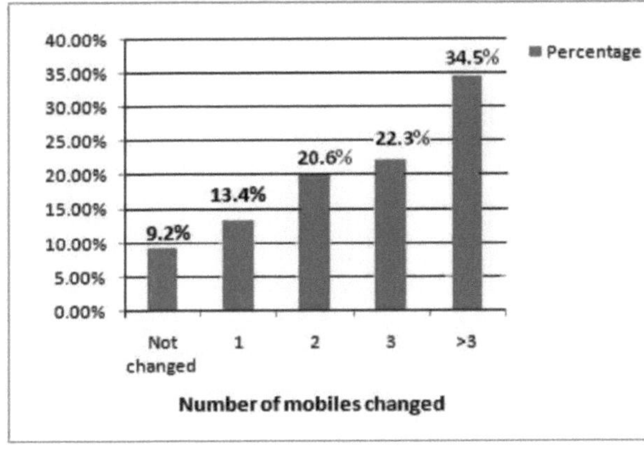

Dos 252 inquiridos, a maioria (34,5%) trocou mais de três telemóveis, enquanto o menor número (9,1%) trocou um telemóvel.

Table 3: Distribuição das pessoas testadas de acordo com o que mais valorizam na utilização Telemóveis. (n=252*)

Reason	Frequency	Percentage
Status symbol	22	8.7%
Stylish accessory	33	13.1%
Makes life convenient	176	69.8%
Makes me feel safe	121	48.1%
Helps stay connected with loved ones	219	86.9%
Other reasons	16	6.3%

A resposta mais comum foi "Ajuda a manter o contacto com a família e os amigos" (86,9%), seguida de "Torna a vida mais conveniente" (69,8%) e "Dá uma sensação de segurança" (48,1%), e a menos comum foi "Outras razões" (6,3%), como lazer, multitarefas, objectivos educativos, etc.

Table 4: Distribuição dos participantes no estudo de acordo com a marca do telemóvel que utilizam atualmente (n=249*)

Brand name	Frequency	Percentage
Samsung	116	46.1%
Nokia	31	12.3%
HTC	19	7.5%
Apple	14	5.5%
Sony	21	8.3 %
Others (Micromax, Lenovo etc)	50	19.8%

*Algumas ***respostas foram registadas, os outros inquiridos não forneceram as suas respostas.***

A marca de telemóvel mais utilizada foi a Samsung (46,1 por cento), seguida de outras marcas menos conhecidas (19,8 por cento) e da Nokia (12,3 por cento).

Table 5: **Distribuição dos participantes no estudo em função do custo do telefone**

(n=238*)

Handset Cost	Frequency	Percentage
Rs. 1000- Rs. 5000	20	8.4%
Rs. 5001- Rs. 10000	52	21.8%
Rs. 10001- Rs. 15000	65	25.7%
Rs. 15001- Rs. 20000	37	14.6%
> Rs. 20001	64	25.3%

***** Foram registadas respostas múltiplas, 12 inquiridos não forneceram as suas respostas.***

A maioria dos telemóveis situava-se na gama de preços de Rs 10001 a Rs 15000 (25,7%), seguindo-se os telemóveis acima de Rs 20001 (25,3%) e o menor número de telemóveis situava-se na gama de preços de Rs 1000 a Rs 5000 (8,4%).

Figura 9: Distribuição dos inquiridos de acordo com a posse de um smartphone (n=252)

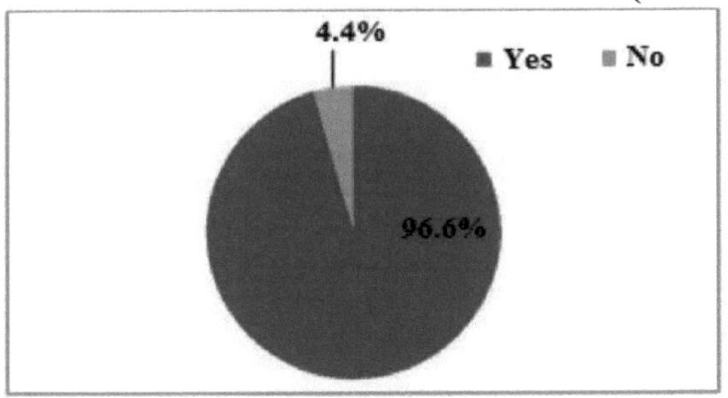

96,6 por cento dos inquiridos possuíam um smartphone, enquanto 4,4 por cento não possuíam.

Table 6: Distribuição dos participantes no estudo de acordo com as tarefas realizadas com um telemóvel
Telefones

Task	Frequency	(n=249*) Percentage
Calling family and relatives	245	98.3%
Calling friends, acquaintances etc	211	84.7%
Texting	197	79.1%
Internet Browsing	225	90.3%
Social Networking	218	87.5%
E-mail	149	59.8%
Playing Games	168	67.4%
Watching videos, T.V. shows, movies etc	141	56.6%
Getting updates, news, weather reports etc	174	69.8%
Other	31	12.4%

**** 3 inquiridos não partilharam o resultado e foram registadas respostas múltiplas.***

A tarefa mais frequentemente executada é "Telefonar a familiares e amigos" (98,3%), seguida de navegar na Internet (90,3%) e redes sociais (87,5%); a tarefa menos frequentemente executada é "Outros motivos" (12,4%), como tirar fotografias, fazer compras em linha, navegar no GPS, etc.

Table 7: Tempo gasto por dia (em minutos) em várias actividades Artigos sobre telemóveis

Activity	Median (MINUTES)	Range (MINUTES)
Calling family and relative	30	35 - 1265
Calling friends, acquaintances etc	30	35 - 1265
Texting	60	35 - 1265
Internet Browsing	40	35 - 1265
Social Networking	45	35 - 1265
E-mail	10	35 - 1265
Playing Games	30	35 - 1265
Watching videos, T.V. shows, movies etc	30	35 - 1265
Getting updates, news, weather reports etc	15	35 - 1265
Other	30	35 - 1265

Table 8: Distribuição dos participantes no estudo de acordo com o objetivo da navegação na Internet

Internet através do telefone (n=226*)

Activity	Frequency	Percentage
Education related	71	31.4%
Information, news and General affairs	115	50.8%
Updates and apps	53	23.4%
Recreation (music, video, movies, games etc)	76	33.6%
Social Networking & video calling	76	33.6%
Online shopping and Banking	42	18.5%

26 não partilharam as suas respostas e alguns não utilizam a Internet; algumas respostas foram registadas.

A razão mais comum para navegar é "informação, notícias e consultas gerais" (50,8%) e a menos comum é "compras em linha e serviços bancários em linha" (18,5%).

Quadro 9 Distribuição dos participantes no estudo por tipo de plano utilizado (n=247*)

Type of plan	Frequency	Percentage
Pre- Paid	216	85.7%
Post-Paid	62	24.6%

Cerca de 85,7 por cento utilizaram uma ligação pré-paga e 24,6 por cento uma ligação pós-paga.

Quadro 10: Distribuição dos participantes no teste de acordo com a quantidade de reabastecimento total (including all costs) and other charges done on phone at a time (n=244*)

Amount	Frequency	Percentage
≤ 200 rupees	39	15.9%
201- 400 rupees	89	36.4%
401- 600 rupees	47	19.2%
601- 800 rupees	25	10.3%
801 rupees- 1000 rupees	18	7.4%
>1000 rupees	26	10.8%

** 8 inquiridos não responderam.*

A maior parte dos sujeitos pertencia às categorias de 201-400 rupias (36,4%) e 401-600 rupias (19,2%) e a menor parte pertencia à categoria de 801-1000 rupias (7,4%).

Quadro 11: Distribuição dos participantes no estudo de acordo com as despesas de Internet por número de telefone

(n=237*)

Amount	Frequency	Percentage
Don't spend on internet	2	0.8%
1- 100 rupees	39	16.4%
101- 200 rupees	99	41.7%
201-300 rupees	60	25.4%
>300 rupees	37	15.7%

15 inquiridos não responderam a esta pergunta.

A maioria dos inquiridos pertence à categoria de 101 a 200 rupias (41,7%), seguida de 201 a 300 rupias (25,4%). O menor número de inquiridos (0,8%) não gastou dinheiro na Internet.

Table 12 a): Distribution of the study subjects according to whether mobile phone used in class (n=249*)

Responses	Frequency	Per
Yes	106	4
No	66	2
Rarely	77	3
Total	249	

* 3 inquiridos não responderam.

No máximo, utilizavam o telemóvel na aula (42,5%); em contrapartida, apenas 26,6% dos alunos não utilizavam o telemóvel na aula.

Quadro 12 b): Distribuição dos participantes no teste de acordo com a utilização ou não de um telemóvel na sala de aula
activities done (n=106*)

Activity	Frequency	Percentage
Receive/ make calls	20	17.8%
Texting/ chatting	80	72.2%
Listening music/ Watching Videos	30	25.7%
Surfing internet	81	74.2%
Playing games	59	52.4%
To check time	72	68.3%
Others	9	8.9%

** Algumas respostas foram gravadas, as restantes não utilizaram telemóveis na aula*

A maioria dos participantes (74,2%) utilizou o telemóvel para trabalhar em linha durante as aulas, seguido de mensagens de texto ou de conversação (72,2%); o menor número de participantes (8,91%) utilizou o telemóvel para outros fins.

Quadro 13: Distribuição dos participantes no estudo de acordo com a disponibilidade de telemóveis
phone used while driving (n=249*)

Phone used while driving	Frequency	Percentage
Yes	9	3.6%
No	114	45.8%
Sometimes	26	10.4%
I don't drive a vehicle	100	40.2%
Total	249	100%

** 3 inquiridos não responderam a esta questão*

A maioria dos participantes (45,8%) não utilizou o telemóvel durante a condução (45,7%) e o menor número de participantes utilizou o telemóvel durante a condução (3,6%).

Tabela 14: Distribuição dos participantes no estudo de acordo com a presença de perigos
to mobile phones known or not **(n=243*)**

Hazards known	Frequency	Percentage
Yes	163	67.1%
No	80	32.9%
Total	243	100%

** 9 alunos não partilharam as suas respostas*

Cerca de 67,1% estavam conscientes dos perigos associados aos telemóveis, enquanto 32,9% não estavam conscientes desses perigos.

Table 15: Distribuição dos participantes no estudo de acordo com os sintomas após utilização prolongada do telemóvel. (n=164)

Sintoma	Frequência	Percentagem
Headache	101	61.5%
Dizziness	25	15.2%
Vomiting	7	4.2%
Ringxiety	57	34.7%
Nomophobia	28	17.1%
Any other	3	1.8%

O sintoma mais comum foi a cefaleia (61,5%), seguida de ansiedade zumbidora (34,7%), nomofobia (17,1%) e tonturas (15,2%).

Table 16: Distribuição dos participantes no estudo em função da disponibilidade de um telemóvel Desligado à noite (n=249*)

Cell phone switched off at night	Frequency	Percentage
Yes	216	86.7%
No	33	13.3%
Total	249	100%

* 3 inquiridos não partilharam os seus resultados

1.7 7 % dos inquiridos não utilizam o telemóvel à noite, enquanto

1.8 2 % não desligam o telemóvel à noite.

Quadro 17: Distribuição dos participantes no estudo segundo a possibilidade de ficarem ou não

without cell phone for a day (n=246*)

Stay without phone	Frequency	Percentage
Yes	123	50%
No	123	50%
Total	246	100%

Table 18: Distribuição dos inquiridos de acordo com a razão pela qual não podem ficar sem telemóvel (n=111*)

Reasons	Frequency	Percentage
Stay connected with near and dear ones and feel secure in case of emergencies.	91	81.9%
Dependent on mobile phone for various tasks, even basic chores.	13	11.7%

Feel addicted to using mobile phone, have to use it or keep it near.	9	8.1%
Recreation and feel updated with outside world.	26	23.4%

Table 19: Média aritmética, desvio padrão e mediana dos valores de envolvimento com o telemóvel em várias áreas. (n=247*)

Different Domains	MPIQ score	
	Mean ± SD	Median
Domain-1: Cognitive salience	3.4 ± 1.8	3
Domain- 2: Behavioural salience -	4.3 ± 1.8	5
Domain- 3: Interpersonal Conflict	3.8 ± 2	4
Domain- 4: Conflict with other activities	4.2 ± 1.8	5
Domain- 5: Euphoria	5.7 ± 1.3	6
Domain- 6: Loss of control	3.9 ± 1.9	4
Domain- 7: Withdrawal	4.1 ± 2	5
Domain- 8: Relapse and reinstatement	3.7 ± 1.9	3

5 inquiridos não responderam ao MPIQ.

A pontuação média do questionário sobre o envolvimento na utilização do telemóvel foi mais elevada no domínio 5, ou seja, euforia, seguida do domínio 2, ou seja, relevância comportamental, e depois do domínio 4, ou seja, conflito com outras actividades. A pontuação mediana para cada uma destas questões foi de 6, 5 e 5, respetivamente. A pontuação mais baixa foi no domínio 1, ou seja, no domínio cognitivo.

Questionário sobre o compromisso com o telemóvel (MPIQ)

Avalia as associações cognitivas e comportamentais dos participantes com o telemóvel. Baseado nos componentes da dependência comportamental de Brown (1997) [29] e nas descrições qualitativas do comportamento do telemóvel

[30] (Walsh, White & Young, 2008), o MPIQ contém itens para medir a abstinência, a relevância cognitiva e comportamental, a euforia, a perda de controlo, a recaída e a reincidência, o conflito com outras actividades e o conflito interpessoal, que foram especificamente formulados para o comportamento em relação ao telemóvel, uma vez que a dependência tecnológica, tal como outras dependências, também apresenta estes sintomas, que são referidos como "domínios" no MPIQ.

Os participantes classificaram as suas respostas para cada área numa escala de 1 a 7.

Os participantes que obtiveram 5 ou mais pontos em sete possíveis no questionário MPIQ foram classificados como altamente envolvidos com o seu telemóvel (n= 37, 14,9%), enquanto os que obtiveram menos de 3 pontos não estavam envolvidos (n= 35, 14,1%). A análise dos dados em bruto mostrou que os participantes classificados como altamente envolvidos classificaram positivamente a maioria (pelo menos 5 em 7) dos itens de medição.

Os restantes (175, 70,8%) não estavam nem demasiado entusiasmados com os seus telemóveis nem demasiado pouco entusiasmados com eles. Estão em risco porque estão demasiado entusiasmados com os seus telemóveis.

97 dos 247 inquiridos [39,2 %] obtiveram uma pontuação elevada na relevância cognitiva, 145 [58,7 %] na relevância comportamental, 127 [51,4 %] nos conflitos com outras actividades, 114 [46,1 %] nos conflitos interpessoais, 212 [85,8 %] na euforia, 110 [44,5 %] na perda de controlo, 128 [51,8 %] na abstinência, 91 [36,8 %] na recaída e reintegração.

Quadros com referências cruzadas

Quadro 20: Relação entre o género e a utilização do telemóvel

DOMAINS	NUMBER OF MALE		NUMBER OF FEMALE		Chi-square test, (df), P value
	HIGH INVOLVEMENT	LOW INVOLVEMENT	HIGH INVOLVEMENT	LOW INVOLVEMENT	
Domain-1 Cognitive salience	45 (39.8%)	50 (44.2%)	52 (38.8%)	56 (41.7%)	0.01, (1), 0.91
Domain- 2 Behavioural salience	48 (42.4%)	38 (33.6%)	87 (64.9%)	26 (19.4%)	10.04, (1), 0.00 **
Domain- 3 Interpersonal Conflict	50 (44.2%)	45 (39.8%)	64 (47.7%)	48 (35.8%)	0.42, (1), 0.51
Domain- 4 Conflict with other activities	61 (53.9%)	28 (24.7%)	67 (50%)	33 (24.6%)	0.05, (1), 0.82
Domain- 5 Euphoria	93 (82.3%)	8 (7.1%)	120 (89.5%)	5 (3.7%)	0.94 @, (1), 0.33
Domain- 6 Loss of control	54 (47.7%)	40 (35.3%)	56 (41.7%)	42 (31.3%)	0.00, (1), 0.96
Withdrawal	51 (45.1%)	44 (38.9%)	77 (57.4%)	38 (28.3%)	3.85, (1), 0.04**
Domain- 8 Relapse and reinstatement	46 (40.7%)	43 (38.1%)	45 (33.5%)	50 (37.3%)	0.34, (1), 0.55

**** Dos 247 inquiridos que responderam às perguntas do MPIQ***

*****Teste do qui-quadrado estatisticamente significativo com correção de Yates***

A maioria dos homens obteve uma pontuação elevada na área 5, ou seja, "Euforia" ("Sinto-me ligado a outras pessoas quando utilizo o telemóvel"), seguida da área 6, ou seja, "Perda de controlo" ("Perco o controlo sobre a utilização que faço do telemóvel"). As mulheres do sítio Web também obtiveram uma pontuação elevada, especialmente na área 5, seguida da área 2, ou seja, "atratividade comportamental" ("Utilizo o telemóvel com frequência e sem qualquer razão especial").

Como já foi referido, uma pontuação de 5 ou superior em qualquer pergunta indica um elevado empenhamento, enquanto uma pontuação inferior a 3 indica um empenhamento baixo. Nas áreas 1, 4, 6 e 8, mais homens do que mulheres mostraram um nível elevado de empenhamento, embora esta relação não fosse estatisticamente significativa. Nas outras áreas, a proporção de mulheres era mais elevada, embora fosse estatisticamente significativa nas áreas 2 e 7.

Quadro 21: Correlação entre o tempo total gasto com o telemóvel por dia e a utilização do telemóvel

DOMAINS	1	2	3	4	5	6	7	8
Total hours spent per day on mobiles	Number of students having high involvement (with percentage)*							
< 1	1 (50%)	1 (50%)	1 (50%)	0 (0%)	2 (100%)	1 (50%)	0 (0%)	1 (50%)
1 - 5	39 (32.7%)	60 (50.4%)	55 (46.2%)	66 (55.4)	99 (83.19%)	44 (36.9%)	57 (47.8%)	35 (29.4%)
5 – 10	24 (35.8%)	31 (46.2%)	21 (31.3%)	31 (46.2%)	45 (67.1%)	30 (44.7%)	27 (40.2%)	32 (47.7%)
10 - 15	19 (67.8%)	20 (71.4%)	14 (50%)	13 (46.4%)	26 (92.8%)	13 (46.4%)	20 (71.4%)	10 (35.7%)
> 15	9 (32.1%)	19 (67.8%)	14 (50%)	13 (46.4%)	25 (89.2%)	16 (57.1%)	16 (57.1%)	13 (46.4%)

247 inquiridos preencheram o questionário MPIQ.
#8 pessoas que não forneceram qualquer informação sobre a utilização diária do seu telemóvel (ver Quadro 7). No final, foram testadas 244 pessoas

A maior proporção de alunos foi observada no domínio 5 em todas as categorias de tempo gasto com telemóveis por dia, em horas, embora não seja evidente qualquer padrão. O domínio 5 diminuiu inicialmente à medida que o tempo despendido com telemóveis aumentou, mas voltou a diminuir quando o número de horas despendidas ultrapassou as 15.

Table 22: Relação entre os 3 sintomas mais comuns e a utilização de telemóveis.

Symptoms	Number of students*															
	High involvement (scores of 5 & above)								Low involvement (scores less than 3)							
Domain	1	2	3	4	5	6	7	8	1	2	3	4	5	6	7	8
Headache	43 (42.5 %)	61 (60.3 %)	44 (43.5 %)	51 (50.4 %)	92 (91.1 %)	48 (47.5 %)	51 (50.4 %)	42 (41.5 %)	38 (37.6 %)	21 (20.7 %)	33 (32.6 %)	31 (30.6 %)	3 (2.9 %	32 (31.6 %)	28 (27.7 %)	40 (39.6 %)
Ringxiety	33 (57.8 %)	41 (71.9 %)	31 (54.3 %)	32 (56.1 %)	52 (91.2 %)	32 (56.1 %)	30 (52.6 %)	27 (47.3 %)	5 (8.7%)	5 (8.7%)	6 (10.5 %)	7 (12.2 %)	0 (0%)	3 (5.2%)	6 (10.5 %)	11 (19.2 %)
Nomophobia	18 (64.2 %)	19 (67.8 %)	19 (67.8 %)	18 (64.2 %)	27 (96.4 %)	23 (82.1 %)	21 (75%)	12 (42.8 %)	6 (21.4 %)	5 (17.8 %)	6 (21.4 %)	5 (17.8 %)	0 (0%)	2 (7.1%)	3 (10.7 %)	9 (32.1 %)

**** Um total de 247 estudantes preencheram o MPIQ; foram dadas várias respostas sobre os sintomas sentidos (ver Quadro 15).***

A tabela acima mostra que a maioria das pessoas que sofrem destes sintomas está muito envolvida com os seus telemóveis. Para os doentes com cefaleias de elevado envolvimento, o domínio 5 é o domínio mais frequentemente selecionado, enquanto para os doentes com baixo envolvimento, o domínio 8 é o domínio mais frequentemente selecionado. O mesmo se aplica à ansiedade do toque e à nomofobia, em que os indivíduos com elevado envolvimento também escolhem o domínio 5, enquanto o domínio 8 é escolhido pelos indivíduos com baixo envolvimento.

Table 23: A relação entre o número total de carregamentos e a utilização do telemóvel Compromisso

INVOLVEMENT	High involvement (scores of 6 and more)								Low involvement (scores of less than 3)							
DOMAINS	1	2	3	4	5	6	7	8	1	2	3	4	5	6	7	8
Total recharge done at a time (in rupees)	Number of students (with %)															
≤200 Rupees	7 (17.9%)	20 (51.2%)	13 (33.3%)	20 (51.2%)	32 (82.1%)	11 (28.2%)	12 (30.7%)	8 (20.5%)	29 (74.3%)	15 (38.4%)	21 (53.8%)	8 (20.5%)	1 (2.5%)	21 (53.8%)	21 (53.8%)	21 (53.8%)
201-400 Rupees	34 (38.2%)	46 (51.6%)	46 (51.6%)	50 (56.1%)	76 (85.3%)	41 (46.1%)	44 (49.4%)	34 (38.2%)	35 (39.3%)	29 (32.5%)	25 (28.1%)	24 (26.9%)	6 (6.7%)	30 (33.7%)	30 (33.7%)	30 (33.7%)
401-600 Rupees	20 (42.5%)	31 (65.9%)	21 (44.6%)	27 (57.4)	44 (93.6%)	23 (48.9%)	28 (59.5%)	18 (38.2%)	20 (42.5%)	7 (14.8%)	19 (40.4%)	8 (17.1%)	1 (2.1%)	9 (19.1%)	13 (27.6%)	14 (29.7%)
601-800 Rupees	11 (44%)	18 (72%)	11 (44%)	9 (36%)	16 (64%)	15 (60%)	14 (56%)	14 (56%)	7 (28%)	1 (4%)	8 (32%)	5 (20%)	1 (4%)	3 (12%)	5 (20%)	8 (32%)
801-1000 Rupees	11 (61.1%)	10 (%)	8 (44.4%)	6 (33.3%)	16 (%)	8 (44.4%)	9 (50%)	5 (27.7%)	4 (22.2%)	4 (22.2%)	8 (44.4%)	8 (44.4%)	1 (5.5%)	7 (38.8%)	6 (33.3%)	9 (50%)
> 1000 Rupees	11 (42.3%)	16 (61.5%)	13 (50%)	12 (46.1%)	22 (84.6%)	11 (42.3%)	19 (73.1%)	12 (46.1%)	9 (34.6%)	7 (26.9%)	10 (38.4%)	7 (26.9%)	2 (7.6%)	9 (34.6%)	6 (23.1%)	8 (30.7%)

** 247 inquiridos responderam às perguntas do MPIQ*

#8 ***inquiridos não forneceram qualquer informação sobre o montante do complemento (ver quadro 10). No final, foram testadas 244 pessoas.***

O quadro acima mostra que a maioria das pessoas altamente envolvidas pertence à categoria de 201-400 milhões de euros (o intervalo 5 é o intervalo mais frequentemente selecionado), seguida da categoria de 401-600 milhões de euros (o intervalo 5 é o intervalo mais frequentemente selecionado) e o menor número de pessoas altamente envolvidas pertence à categoria de 801-1000 milhões de euros (o intervalo 5 é o intervalo mais frequentemente selecionado).

QUESTIONÁRIO SOBRE A DEPENDÊNCIA DO TELEMÓVEL (MPDQ)

Table 24: Mediana e intervalo de valores para a dependência de telemóveis em homens e mulheres.

Gender	MPDQ score	
	Median	Range
MALES *	36.5	33-51
FEMALES	37	33-47

**** 3 inquiridos do sexo masculino não comunicaram as suas respostas ao MPDQ #2 sem indicar o seu género (da FIG. 2)***

A mediana das pontuações do MPDQ para homens e mulheres é de 36,5 e 37, respetivamente, e o intervalo é de 33-51 e 33-47, respetivamente.

Com base na avaliação dos dados de base, a pontuação média para a dependência de telemóveis foi de 23,6 ± 9,1 (homens, 24,0 ± 10,2; mulheres, 23,3 ± 7,9). Os indivíduos que excederam a média + 1 *DP* e atingiram uma pontuação de 32,8 ou mais foram classificados como altamente dependentes.

Houve uma diferença significativa entre homens e mulheres na percentagem de inquiridos que obtiveram uma pontuação igual ou superior a 32,8 (19,4% versus 11,1%).

Quadros com referências cruzadas

Table 25: A relação entre o sexo e a dependência do telemóvel

Sex#	Number of students in High Dependence Category	Percentage	MPDQ score Mean ± SD	Unpaired Student's t test, (P value)
Males	22	59.5%	24.09 ± 10.29	0.656
Females	15	40.5%	23.33 ± 7.95	(0.513)

**** 247 inquiridos responderam às perguntas do MPDQ***
 # 2 pessoas não declararam o seu género, pelo que não puderam ser consideradas como 247 pessoas.

Teste de qui-quadrado de Pearson = 2,97, df = 1, P = 0,08

Dos indivíduos testados na categoria de alta dependência, 59,5 % eram homens e 40,5 % eram mulheres. Assim, a proporção de homens foi maior do que a de mulheres na categoria de elevada dependência de telemóveis, mas sem diferença significativa de acordo com a estatística do qui-quadrado (P = 0,08). Embora a pontuação média do MPDQ fosse mais elevada nos homens, não diferia significativamente da das mulheres (teste t não pareado) (P = 0,513).

Table 26: Correlação entre o número total de carregamentos e a dependência de telemóveis

Total recharge done at a time (in rupees)	Total number of students in each category	Number of students in high dependence category	Percentage	MPDQ Score Mean ± SD
≤ 200	39	1	2.5%	16.51 ± 9.08
201 - 400	89	14	15.7%	24.11 ± 8.99
401 - 600	47	8	17.1%	26.89 ± 7.88
601 - 800	25	4	16%	27.52 ± 7.06
801 - 1000	18	5	27.7%	24.06 ± 9.21
> 1000	26	4	15.3%	24.85 ± 6.83

**** 247 inquiridos responderam às perguntas do MPDQ,***
 # 8 dos 252 inquiridos não indicaram o montante total do complemento, pelo que não puderam ser contabilizados. No final, foram testados 244 inquiridos.

Qui-quadrado de Pearson = 6,512, df = 5, P 0,26
ANOVA (F) = 9,03, P < 0,05

A tabela acima mostra que a maioria dos sujeitos altamente viciados recarrega os seus telemóveis entre 801 e 1000 rupias, seguidos pelos que recarregam entre 401 e 600 rupias. < Mais uma vez, a proporção de estudantes altamente dependentes aumentou com o aumento do valor do carregamento, embora tenha diminuído para 15,3% no final, ou seja, mais de 1000 rupias, o que não foi estatisticamente significativo (P = 0,26). < A pontuação média do MPDQ também variou entre categorias e a diferença entre 200 rupias e outras categorias como 201-400 rupias, 401-600 rupias, 601-800 rupias, 801-1000 rupias e mais de 1000 rupias foi estatisticamente significativa no teste post hoc de Bonferroni.

Figura 10: Gráfico de dispersão mostrando a relação entre a pontuação do MPDQ e a recarga total em rupias.

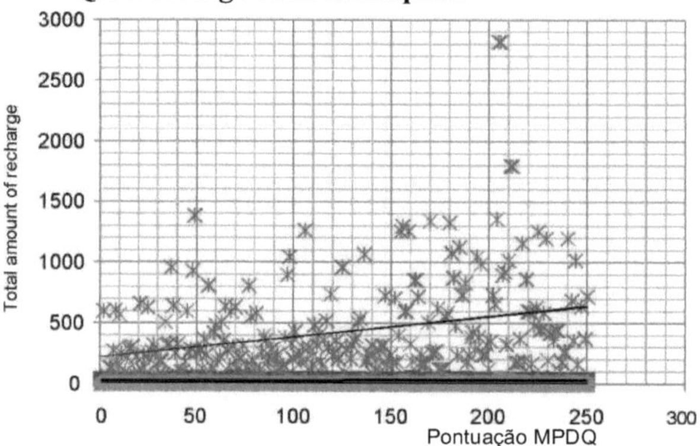

Este gráfico mostra uma correlação positiva entre a pontuação do MPDQ e o número total de recargas, ou seja, à medida que o número de recargas aumenta, a pontuação do MPDQ aumenta.

Table 27: Distribuição dos indivíduos testados de acordo com os sintomas mais frequentes e a dependência de telemóveis

Symptom experienced	Total number of respondents experiencing the symptom*	Number of the Respondents In High Dependence Category	Percentage
Headache	101	17	16.8%
Ringxiety	57	12	21.1%
Nomophobia	28	4	14.2%

** 164 alunos referiram ter tido um ou mais sintomas; foram registadas*

respostas múltiplas (ver Quadro 15).

Aproximadamente 16,8%, 21,1% e 14,2% dos indivíduos na categoria de alta dependência queixaram-se de dores de cabeça, micose e nomofobia, respetivamente.

Table 28: A relação entre o número total de horas passadas no telemóvel por dia e a dependência do telemóvel.

Total Hours Spent On Mobile Phones Per Day	Number Of Students In Each Category	Number of students in High Dependence	Percentage of students in high dependence category	MPDQ Score Mean ± SD
< 1	2	0	0%	22.38 ± 11.28
1-5	119	13	5.3%	21.96 ± 9.52
5- 10	67	11	4.5%	23.41 ± 7.94
10-15	28	7	2.8%	28.29 ± 8.89
> 15	28	4	1.6%	26.36 ± 7.00

247 alunos responderam à pergunta sobre o MPDQ e 244 alunos responderam à pergunta sobre o tempo gasto em telemóveis por dia (ver Tabela 7). Essas respostas foram então testadas.

Teste de qui-quadrado de Pearson = 4,10, df = 3 (as primeiras 2 linhas foram divididas em associações), P 0,25

ANOVA (F) = 4,104, P = 0,003

Os sujeitos mais dependentes foram classificados como aqueles que passavam 15 horas por dia nos seus telemóveis. À medida que o número total de horas passadas ao telemóvel aumentava, a proporção de alunos altamente dependentes diminuía, embora tal não fosse estatisticamente significativo (P = 0,25). As pontuações do MPDQ também diferiram significativamente entre os grupos. A diferença entre 1-5 horas e 10-15 horas (21,96 vs. 28,29) foi estatisticamente significativa utilizando o teste post hoc de Bonferroni.

Quadro 29: Regressão logística binária dos valores do questionário para a dependência do telemóvel

Variables	B	SE	P value	Exp (B)
Sex	-0.579	0.366	0.114	0.561
Total recharge	0.135	0.115	0.241	1.144
Total hours spent	0.127	0.166	0.446	1.135
Constant	-1.662	0.777	0.032	0.190

No modelo de regressão logística, a variável dependente foi a presença de uma relação sim (1) / não (0). As variáveis independentes foram o género, o montante total de carregamentos e o número total de horas de utilização do telemóvel. As três variáveis independentes foram capazes de explicar entre 2,2% e 3,8% da variância da variável dependente (presença de dependência - sim/não) utilizando o modelo de Cox e Snell e o modelo R^2 *de* Nagelkerke. Este modelo foi bem ajustado, como evidenciado pelo valor não significativo de Hosmer-Leimshaw (P=0,473). Globalmente, o nosso modelo previu corretamente 85,2% dos resultados, como mostra a tabela de classificação. Embora o número total de recargas (odds ratio ajustado 1,144) e o número total de horas passadas a utilizar o telemóvel (odds ratio ajustado

>1,135) foi positivamente associada à dependência, mas esta relação não foi estatisticamente significativa (P 0,05).

CAPÍTULO 6 DEBATE

"Finalmente compreendi: As pessoas estão presas aos seus telemóveis, é por isso que se chamam **'telemóveis'**".

-Anónimo

O telemóvel é, sem dúvida, uma das maiores invenções dos tempos modernos. Apesar de os telemóveis serem uma ferramenta extremamente atraente para a comunicação e a interação interpessoal, o risco de uma utilização problemática aumentou nos últimos tempos. Por um lado, tornou as nossas vidas muito convenientes, por outro lado, conduziu a novos problemas, como a dependência do telemóvel, o aumento dos acidentes durante a condução e a utilização do telemóvel, etc. Apesar do facto óbvio de as consequências individuais da dependência do telemóvel não serem tão graves como as da toxicodependência, esta dependência não deve ser considerada menos importante.

O objetivo deste estudo era descobrir o padrão de utilização de telemóveis entre os estudantes de medicina de uma das faculdades de medicina de Bengala Ocidental (I.Q. City Medical College, Durgapur), os factores associados e a relação entre várias causas, como a ansiedade, a dor de cabeça, etc. Também se estudou a dependência e o envolvimento dos estudantes na utilização de telemóveis. Também se estudou a dependência e o envolvimento dos estudantes na utilização de telemóveis.

PERFIL DE AMOSTRAGEM

- Na universidade onde o estudo foi efectuado, houve 2 coortes (2° e 4° semestre). Dos 252 candidatos, a maioria dos participantes situava-se na faixa etária dos 20-21 anos e o menor número de participantes situava-se na faixa etária >18 anos.

- Dos 252 inquiridos, dois não especificaram o seu género. Das restantes 250 pessoas, 53,6 por cento são mulheres e 46,4 por cento são homens.

- Dos 252 candidatos, 46,5 % estavam no 2º e 53,5 % no 4º semestre.
- Dos 252 inquiridos, 18,6% eram alunos diurnos e 81,4% viviam numa residência.

- Dos 252 inquiridos, 14,3 por cento vivem em zonas rurais e 85,7 por cento em zonas urbanas.

- Dos 252 inquiridos, a maioria (88,1 por cento) era hindu e o menor número (1,2 por cento cada) era de seguidores do cristianismo ou de outras religiões.

- Dos 252 inquiridos, apenas 139 foram capazes de determinar o rendimento familiar mensal per capita. A maioria dos inquiridos (92,8%) pertence à classe alta, seguida da classe média alta (5,8%). Isto significa que a população do estudo é maioritariamente constituída por pessoas com uma situação financeira suficientemente boa.

O tipo de utilização do telemóvel:

O objetivo da compra de um telemóvel e o melhor da utilização de telemóveis::

Foi feita uma tentativa de determinar o principal objetivo dos inquiridos para comprar um telemóvel. Foram apresentadas várias razões, tais como: "Para manter o contacto com os entes queridos", "Só queria comprá-lo", "Porque toda a gente o compra", "Acho que é uma necessidade na vida atual", etc. A resposta mais comum foi: "Penso que é uma necessidade na vida de hoje" (75%), seguida de "Contacto com os entes queridos" (44,8%).

Isto significa que a maioria dos estudantes acredita que os telemóveis são muito importantes na vida atual e, por isso, não devem faltar, o que é provavelmente a razão pela qual todos na instituição têm pelo menos um telemóvel.

Numa outra pergunta, os inquiridos também foram questionados sobre o que mais gostam na utilização de telemóveis, para descobrir o que leva os jovens a utilizarem os telemóveis com tanta frequência e porquê. Esta questão pode estar relacionada com a razão pela qual compraram um telemóvel. A resposta mais comum foi: "Ajuda a manter o contacto com a família e os amigos" (86,9%), seguida de "Torna a vida mais cómoda" (69,8%) e a resposta menos comum foi "Outros motivos" (6,3%).

Isto significa que o facto de poderem estar sempre em contacto com os seus entes queridos e o facto de os telemóveis tornarem a vida mais conveniente é atrativo para os estudantes, sendo provavelmente por isso que tendem a comprar telemóveis.

Número de anos de utilização do telemóvel:

Para saber há quantos anos ou há quanto tempo os inquiridos utilizavam telemóveis, foi-lhes pedido que indicassem o período em que tinham utilizado um telemóvel. Dos 252 inquiridos, a maioria (73,1%) utilizou o telemóvel durante mais de três anos, enquanto o menor número (1,5%) o utilizou durante menos de um ano. O valor mais elevado foi de 10 anos!

Isto significa que a maioria dos participantes no teste utiliza telemóveis há algum tempo, normalmente desde os tempos de escola.

O número de telemóveis mudou e as razões pelas quais escolheram uma determinada marca/modelo:

Dos 252 inquiridos, a maioria (34,5%) tinha mudado mais de três telemóveis, enquanto o menor número (9,1%) tinha mudado um telemóvel até à data. Um inquirido afirmou ter mudado 30 telemóveis! Por outro lado, alguns (9,2%) afirmaram mesmo que ainda não tinham mudado de telemóvel.

Isto significa que a maioria dos participantes no estudo mudou de telemóvel no espaço de 1,5 a 2 anos. Noutra pergunta, os inquiridos foram questionados sobre a marca de telemóvel que gostariam de ter e por que razão (resposta mais comum: "Para ter as melhores funcionalidades", seguida de "Melhor aspeto e estilo do telemóvel"). Além disso, os telemóveis oferecem inovações tecnológicas importantes, ferramentas para as quais os jovens têm uma aptidão e uma capacidade especiais [31]. O atrativo do telemóvel para os jovens, bem como a sua utilidade, fez com que se tornasse um verdadeiro objeto de desejo para os jovens [31] e que estes continuem a procurar melhores modelos/marcas. Estas razões podem estar relacionadas com a razão da mudança frequente de telemóveis.

O custo do telefone e o montante total dos carregamentos (incluindo todos os encargos) e outros pagamentos efectuados ao mesmo tempo através do telefone:

A maioria dos telemóveis situava-se na gama de preços de Rs. 10001 a Rs. 15000 (25,7%). Isto significa que os telemóveis são uma parte integrante das suas vidas e, por isso, investem muito na sua compra e manutenção.

Dos 252 inquiridos, 244 mencionaram o valor total das recargas e outras despesas que costumam gastar de uma só vez com os telemóveis. O valor mais elevado indicado foi de 201-400 rupias (36,4%).

Talvez o carregamento e a manutenção dos telemóveis estejam relacionados com a mudança frequente de telemóveis. Juntamente com o custo dos telemóveis, este fator também pode ser utilizado para referir o facto de os telemóveis serem uma prioridade na vida dos estudantes, pelo que investem muito dinheiro neles e também mudam frequentemente de telemóvel para comprar um modelo/marca melhor, uma vez que muitos os consideram um acessório de moda e um símbolo de estatuto (Tabela 3), o que significa que cria um sentimento de pertença aos pares, tal como demonstrado no estudo de L. Fortunati et al. [32].

Propriedade de um smartphone:

No passado, era inimaginável poder fazer várias tarefas com um único dispositivo, por exemplo, navegar na Internet, jogar jogos, enviar mensagens de texto, enviar e-mails, utilizar redes sociais e fazer chamadas telefónicas. Com um dispositivo inteligente (por exemplo, um smartphone ou tablet), é possível realizar estas actividades a qualquer hora, em qualquer lugar e com um único dispositivo. Neste estudo, 96,6% dos inquiridos possuíam um smartphone, enquanto 4,4% não possuíam.

Ao analisar os dados de base, verificou-se que nenhum dos que não possuíam um smartphone se enquadrava na categoria de "elevada dependência". O seu envolvimento na comunicação por telemóvel era também muito inferior ao dos que possuíam um smartphone. Esta conclusão é consistente com os resultados de um estudo efectuado por Harwood, J. J. M. Mackenzie e J. M. Mackenzie.

Isto significa que o advento dos smartphones aumentou provavelmente a dependência e o envolvimento dos estudantes com os telemóveis, uma vez que podem realizar muitas tarefas, como navegar na Internet, jogar jogos, procurar informações sobre estudos, actividades de lazer, etc., com um simples toque. Uma grande parte deste facto está relacionada com a Internet e as aplicações associadas.

utilização da Internet e outras tarefas, bem como o custo da utilização da Internet através dos telemóveis:

A tarefa mais frequentemente executada foi "telefonar a familiares e parentes" (98,3%). Além disso, a maioria da população inquirida (84,7%) afirmou que passa o tempo a "telefonar a amigos, conhecidos, etc.". Podemos, portanto, concluir que uma das principais razões para a utilização de telemóveis é manter o contacto com as pessoas próximas e queridas, o que também é evidente no Quadro 2. Num estudo realizado por Masahiro Toda et al. obteve-se um resultado semelhante: as pessoas solitárias ou que se sentiam sozinhas eram mais propensas a utilizar telemóveis.

(para se manter em contacto com os outros), o que conduz frequentemente a uma utilização problemática do telemóvel. 27

Outro ponto: entre as tarefas realizadas pelos estudantes, a navegação na Internet ficou em segundo lugar (90,3%). Outras tarefas relacionadas com a Internet, como as redes sociais, a verificação de aplicações, as actualizações, o descarregamento de aplicações, etc., também representaram uma grande percentagem. Assim, se somarmos tudo isto, parece que a utilização da Internet é o fator mais importante para a utilização do telemóvel neste estudo. Assim, talvez esta dependência da

Internet esteja relacionada com o aumento da utilização problemática do telemóvel, especialmente entre os utilizadores de smartphones, como mostra o estudo de Harwood J. et al. [33] O motivo mais comum para a utilização da Internet foi a obtenção de "informações, notícias e negócios em geral" (50,8%). Um número significativo de pessoas citou também razões como actividades de lazer (música, vídeos, filmes, jogos, etc.), bem como redes sociais e videochamadas (33,6% cada).

O quadro 11 mostra também que a maioria dos inquiridos gasta 101-200 rupias (41,7%) na Internet, seguindo-se 201-300 rupias (25,4%).

Tempo gasto por dia em várias tarefas no telemóvel:

Ao avaliar os valores medianos do tempo gasto por todos os sujeitos por dia em diferentes tarefas, o valor mais elevado foi encontrado para "enviar mensagens de texto (conversar)", seguido de "redes sociais" e depois "navegar na Internet". Isto significa que a maior parte deles passa o tempo a conversar/enviar mensagens de texto com outras pessoas e a navegar na Internet e nas redes sociais para se manterem em contacto com os outros e a par do que se passa nos círculos sociais. De acordo com um estudo, os telemóveis apoiam o desenvolvimento e a manutenção das relações interpessoais através de recursos tecnológicos, o que confirma os resultados deste estudo. [34]

Se o telemóvel é utilizado na aula e que tarefas são realizadas com ele:

A Tabela 12 mostra que a maioria dos estudantes utiliza o telemóvel durante as aulas (42,5%), seguidos dos que raramente o fazem (30,9%). Isto revela uma tendência alarmante entre os estudantes de hoje. Espera-se que os estudantes, especialmente os estudantes de medicina, sejam disciplinados nas aulas, especialmente para se tornarem os profissionais médicos responsáveis de amanhã. A utilização de telemóveis nas aulas perturba e prejudica a concentração e o foco. Esta conclusão é quase idêntica aos resultados do estudo de Paul B. et al. em que 35,9% dos estudantes utilizaram os seus telemóveis nas aulas (para atender chamadas). [12]

A Tabela 12 mostra que a atividade mais comum na utilização de telemóveis na sala de aula foi "navegar na Internet" (74,2%), seguida de mensagens de texto/chat (72,2%) e "ver as horas" (68,3%).

Aqui também podemos dizer que a utilização da Internet é a principal razão para a utilização de telemóveis nas aulas.

Utilização de telemóveis durante a condução:

O Quadro 13 mostra que, embora muitos não conduzam, a maioria dos inquiridos que conduzem não utiliza telemóveis enquanto conduz (45,8%) e apenas uma pequena percentagem (3,6%) o faz.

Trata-se de um resultado positivo, uma vez que conduzir com um telemóvel não só é ilegal, como também representa um risco de vida devido ao aumento do risco de acidentes. Este resultado contrasta com os resultados do estudo de Paul B. et al. em que a maioria dos estudantes preferia utilizar o telemóvel enquanto conduzia, o que é perigoso. 12

Os perigos associados aos telemóveis são conhecidos ou não:

A Tabela 14 mostra que 67,1% dos inquiridos estavam cientes dos perigos associados aos telemóveis, enquanto 32,9% não sabiam. A maioria citou a radiação e o cancro como efeitos nocivos, seguindo-se os que citaram os problemas cerebrais como um perigo, depois os que citaram os problemas auditivos e assim por diante. Assim, a maioria estava ciente dos efeitos nocivos do uso excessivo de telemóveis, o que é um resultado positivo. Este resultado é comparável ao do estudo de Paul B. et al [(12)], em que a maioria também estava ciente dos malefícios.

Sintomas que ocorrem após a utilização prolongada de um telemóvel:

A Tabela 15 mostra que o sintoma mais comum foi a dor de cabeça (61,5%), seguido de micose (34,7%) e nomofobia (17,1%). Dos 252 participantes no teste, 164 declararam ter tido algum tipo de sintoma, o que corresponde a cerca de 65%. Isto significa que a maioria das pessoas experimenta os perigos associados ao consumo de drogas a longo prazo, o que é preocupante, uma vez que pode levar a problemas mais tarde.

O artigo "*Mobile Phones and Nosocomial Infections*", escrito por investigadores da Universidade de Mansoura (Egito), afirma que o risco de transmissão bacteriana por parte do pessoal médico (que transporta telemóveis durante o seu turno) é muito maior, uma vez que os telemóveis servem de reservatório para as bactérias se desenvolverem e crescerem. [35] O cancro, especialmente os tumores cerebrais, como os gliomas, etc., e a sua relação com a utilização de telemóveis são também objeto de investigação em curso. [36] Por conseguinte, é necessário aumentar a sensibilização para os efeitos nocivos da utilização excessiva dos telemóveis.

Se o telemóvel está desligado durante a noite:

A Tabela 16 mostra que 86,7% dos inquiridos não utilizam o telemóvel à noite; 13,2% não o utilizam. O facto de a maioria dos inquiridos não utilizar o telemóvel à noite pode, portanto, ser um bom sinal de que a maioria não sofre de insónias ou de outros distúrbios do sono devido aos telemóveis e pode ter um sono de boa qualidade.

Se é possível passar um dia sem telemóvel e quais são as razões para tal:

A Tabela 17 mostra que 50% dos inquiridos responderam que podiam passar sem um telemóvel durante o dia, enquanto os restantes 50% não podiam. Isto significa que metade da população inquirida (o que é um número bastante elevado) está fortemente dependente dos telemóveis e não consegue passar sem eles, o que pode indicar uma utilização problemática dos telemóveis.

O quadro 18 mostra que a principal razão pela qual não podem prescindir de um telemóvel é "manter-se em contacto com os entes queridos e sentir-se seguros em caso de emergência" (81,9%), seguido de "relaxar e sentir-se revigorado do mundo exterior" (23,4%).

QUESTIONÁRIO SOBRE A INTEGRAÇÃO DO TELEMÓVEL (MPIQ)

As diferentes áreas do MPIQ e o seu significado são as seguintes

O domínio 1 (Saliência Cognitiva) refere-se à medida em que a atividade domina o pensamento de uma pessoa.

O domínio 2 (Saliência comportamental) refere-se ao grau em que esta atividade domina a vida de uma pessoa.

A área 3 (Conflitos interpessoais) indica em que medida o desempenho de uma atividade conduz a conflitos com outras pessoas.

A área 4 (Conflitos com outras actividades) mostra em que medida a realização de uma atividade gera conflitos com outros aspectos da vida de uma pessoa.

O domínio 5 (euforia) refere-se à ocorrência ou não de sentimentos positivos durante a realização de uma atividade.

O domínio 6 (perda de controlo) refere-se ao facto de a pessoa perder ou não o controlo sobre o desempenho de uma atividade, uma vez que o comportamento tem de ser mais intenso para se sentir eufórico.

O domínio 7 (Negação) refere-se ao facto de uma pessoa ter ou não sentimentos desagradáveis quando é incapaz de realizar uma atividade.

O domínio 8 (repetição e recomeço) refere-se ao facto de a atividade ser retomada ao mesmo nível após tentativas de a reduzir.

Cerca de 97 (39,2%) dos 247 inquiridos obtiveram pontuações elevadas em cognição, 145 (58,7%) em comportamento, 127 (51,4%) em conflito com outras actividades, 114 (46,1%) em conflito interpessoal, 212 (85,8%) em euforia, 110 (44,5%) em perda de controlo, 128 (51,8%) em abstinência, 91 (36,8%) em recaída e reintegração.

Pode concluir-se que a utilização de telemóveis cria um sentimento de euforia (o surgimento de emoções positivas) e, por conseguinte, leva a uma maior utilização de telemóveis.

A RELAÇÃO ENTRE SEXO E UTILIZAÇÃO DE TELEMÓVEIS:

A maioria dos homens obteve uma pontuação elevada no domínio 5, ou seja, euforia ("Sinto-me ligado a outras pessoas quando utilizo o telemóvel"), seguido do domínio 6, ou seja, perda de controlo ("Perco o controlo sobre a utilização que faço do telemóvel"). As mulheres também obtiveram pontuações elevadas, especialmente no domínio 5, seguido do domínio 2, ou seja, "relevância comportamental" ("Utilizo frequentemente o telemóvel sem qualquer razão específica").
Esta conclusão é semelhante a um estudo realizado por Choliz M., que também concluiu que as raparigas dependem mais dos telemóveis e têm um nível mais elevado de tolerância e

Era mais provável que interferissem com outras actividades (como indicado no domínio 4), mais provável que utilizassem os telemóveis para evitar situações desagradáveis (como explicado no domínio 5), mais provável que se sentissem mal quando não podiam utilizar o telemóvel (como explicado no domínio 7) e também mais provável que tivessem problemas com os pais e outras pessoas devido à utilização do telemóvel (como indicado no domínio 3). [31]

A RELAÇÃO ENTRE O NÚMERO TOTAL DE HORAS PASSADAS AO TELEMÓVEL DURANTE O DIA E A UTILIZAÇÃO DO TELEMÓVEL:

Para aqueles que passam menos de uma hora por dia, o número de inquiridos na categoria de elevado envolvimento é o mais baixo (a área que responde com mais frequência aqui é a área 5), enquanto a maioria das pessoas com elevado envolvimento móvel se enquadra na categoria de 1-5 horas por dia (a área que responde com mais frequência aqui é a área 5), seguida da categoria de 510 horas (a área que responde com mais frequência aqui é também a área 5).

Assim, neste estudo, não houve correlação direta entre o número total de horas por dia e o MPI.

A RELAÇÃO ENTRE OS 3 SINTOMAS MAIS COMUNS E A UTILIZAÇÃO DO TELEMÓVEL:

A maioria das pessoas que sofrem de sintomas interage intensamente com os seus telemóveis. Para as pessoas que sofrem de dores de cabeça com elevado envolvimento, o domínio escolhido com mais frequência é o domínio 5; para as pessoas com baixo envolvimento, o domínio escolhido com mais frequência é o domínio 8. O mesmo se aplica à ansiedade de toque e à nomofobia, em que o domínio escolhido com mais frequência é também o domínio 5 para as pessoas com elevado envolvimento e o domínio 8 para as pessoas com baixo envolvimento.

Por conseguinte, pode concluir-se da tabulação cruzada que as pessoas com um elevado nível de empenhamento sofrem de sintomas com mais frequência do que as pessoas com um baixo nível de empenhamento. Por conseguinte, foi estabelecida uma correlação positiva entre estes dois factores no presente estudo.

A RELAÇÃO ENTRE O NÚMERO TOTAL DE CARREGAMENTOS E A UTILIZAÇÃO DO TELEMÓVEL

O número mais elevado de pessoas altamente envolvidas situa-se na categoria 201-400 rupias (o intervalo 5 é o intervalo selecionado com mais frequência), seguido da categoria 401-600 rupias (o intervalo 5 é também o intervalo selecionado com mais frequência) e o número mais baixo de pessoas altamente envolvidas situa-se na categoria 801-1000 rupias (o intervalo 5 é novamente o intervalo selecionado com mais frequência).

O quadro 10 mostra que a maioria dos inquiridos gastou 201-400 rupias

(89), seguindo-se os que gastaram 401-600 rupias (47) e o menor número de inquiridos caiu na categoria de 801-1000 rupias (18). Assim, é evidente a partir da tabela que, à medida que a despesa aumenta, a percentagem de inquiridos com uma classificação elevada em cada intervalo também aumenta.

QUESTIONÁRIO SOBRE A DEPENDÊNCIA DO TELEMÓVEL (MPDQ)

A LIGAÇÃO ENTRE O SEXO E A DEPENDÊNCIA DO TELEMÓVEL:

Das pessoas com um elevado nível de dependência, 59,5 por cento eram homens e 40,5 por cento mulheres. Os homens são, portanto, mais dependentes dos telemóveis do que as mulheres. A pontuação média do MPDQ foi maior para os homens, embora a diferença não tenha sido estatisticamente significativa. Não foi possível determinar a razão exacta para este resultado, mas pode dever-se ao facto de os homens terem mais conhecimentos tecnológicos ou utilizarem os telemóveis mais para fins de entretenimento.

Este resultado contrasta com um estudo de Choliz M., que concluiu que as raparigas são mais viciadas em telemóveis. [31] Noutro estudo realizado por Toda et al., não foi encontrada uma associação significativa entre a DMP e o sexo, mas observou-se que os homens dependentes de telemóveis tinham um índice de práticas de saúde mais baixo e tendiam a ter um estilo de vida pouco saudável, embora tal não tenha sido observado nas mulheres. [27]

A RELAÇÃO ENTRE O NÚMERO TOTAL DE CARREGAMENTOS E A DEPENDÊNCIA DO TELEMÓVEL:

A maioria dos indivíduos altamente dependentes recarrega os seus telemóveis entre 801 e 1000 rupias, seguidos pelos que recarregam entre 401 e 600 rupias. < A percentagem mais baixa situa-se na categoria dos 200 rupias. As pontuações do MPDQ variam consoante a categoria.

Isto mostra que as pessoas que recarregam com mais frequência são mais dependentes do telemóvel. Existe, portanto, uma relação positiva entre estes dois factores.

A RELAÇÃO ENTRE OS 3 SINTOMAS MAIS COMUNS E A DEPENDÊNCIA DO TELEMÓVEL:

A maioria das pessoas com elevada dependência sofria de dores de cabeça e o menor número de pessoas sofria de nomofobia.

Neste estudo, verificou-se que, destes três sintomas mais comuns, a maioria das pessoas que os apresentam não são altamente dependentes dos telemóveis, pelo que não foi encontrada uma correlação positiva direta neste estudo.

A RELAÇÃO ENTRE O NÚMERO TOTAL DE HORAS POR DIA PASSADAS AO TELEMÓVEL E A DEPENDÊNCIA DO TELEMÓVEL:

A maioria dos sujeitos altamente dependentes foi classificada como aqueles que passavam 15 horas por dia no telemóvel, enquanto o menor número foi classificado como aqueles que passavam mais de 15 horas por dia. As pontuações do MPDQ também diferiram significativamente entre as diferentes categorias.

Se olharmos para as percentagens de cada categoria individualmente, vemos que a correlação aumenta com a quantidade de tempo gasto. Existe, portanto, uma relação positiva direta entre estes dois factores. Resultados semelhantes foram também obtidos por Toda et al. [27].

>Na regressão logística, o número total de recargas (odds ratio ajustado 1,144) e o número total de horas passadas a utilizar o telemóvel (odds ratio ajustado 1,135) foram positivamente associados à dependência, mas esta relação não foi estatisticamente significativa (P 0,05).

CAPÍTULO 7 CONCLUSÃO

Os resultados de vários estudos anteriores mostraram que o telemóvel é uma das ferramentas tecnológicas mais utilizadas pelos jovens. Este estudo destaca o padrão de utilização do telemóvel entre os estudantes e relaciona os vários factores e consequências causados por ele. Avalia também o envolvimento e a dependência dos telemóveis e relaciona alguns outros factores.

Alguns deles apresentam os principais sintomas caraterísticos da dependência, tais como: utilização excessiva, problemas com os pais, dificuldades em controlar a utilização, interferência com outras actividades, desconforto emocional quando não podem utilizar o telemóvel, etc.[31]

Este estudo mostra o padrão de utilização de telemóveis entre os estudantes e relaciona os diferentes factores e as consequências que daí advêm. Avalia também o envolvimento e a dependência dos telemóveis e alguns outros factores associados.

Um estudo recente [31] revelou que uma grande parte dos jovens utiliza os telemóveis de forma excessiva. Alguns deles mostraram sinais claros de

e alguns preenchiam os critérios básicos do DSM-IV para a dependência. Esta conclusão foi confirmada neste estudo, uma vez que muitos indivíduos pareciam ser viciados nos seus telemóveis e tinham tendência para os utilizar excessivamente.

Impacto deste estudo:

Considerando o problema da utilização excessiva de telemóveis pelos estudantes e os problemas associados, este estudo foi realizado com os seguintes resultados

- No final do estudo, os alunos foram aconselhados a utilizar o dispositivo com precaução e discrição.

- Os vários factores e razões que incentivam os alunos a utilizar os telemóveis foram partilhados com os tutores, os pais e os responsáveis pelas viagens, que ajudarão e apoiarão os alunos a reduzir esta situação.

- Os factores e problemas identificados no estudo podem ser utilizados por várias organizações para a comunicação de massas.

RESUMO

O presente estudo transversal foi realizado no IQ Urban Medical College para determinar o padrão de utilização de telemóveis e os factores que contribuem para o aumento da utilização entre os estudantes de medicina de uma faculdade de medicina privada em Bengala Ocidental.

Este estudo também avaliou o envolvimento e a dependência de telemóveis utilizando um questionário validado. Um total de 252 sujeitos do 4.º e 2.º semestres participaram no estudo de julho a agosto de 2015, após o questionário ter sido pré-testado.

Todos os 252 indivíduos tinham acesso a telemóveis, e a maioria da população utilizava telemóveis há mais de três anos, ou seja, desde o ensino secundário. Além disso, mais de 95% da população possuía smartphones, o que lhes permitia realizar uma série de actividades num único dispositivo, o que provavelmente os encorajava a passar mais tempo nos seus telemóveis.

A razão mais comum para a compra foi: "Considero-o uma necessidade na vida atual" (75%). A maioria dos inquiridos (73,1%) utiliza telemóveis há mais de 3 anos. Cerca de 34,5% dos inquiridos trocaram mais de 3 telemóveis durante este período.

O motivo mais comum para aceder a sítios Web foi "informações, notícias e consultas gerais" (50,8%). O tempo mais gasto nos telemóveis foi para enviar mensagens de texto, seguido das redes sociais. Muitos dos inquiridos passam uma quantidade de tempo perigosa nos seus telemóveis - com um pico de 20 horas por dia! Esta situação pode ter várias consequências negativas na vida adulta, o que é corroborado pelo facto de mais de 60% dos inquiridos apresentarem um ou outro sintoma após a utilização excessiva do telemóvel. Cerca de 67,1% estavam conscientes dos perigos associados aos telemóveis, enquanto 32,9% desconheciam esses perigos. O sintoma mais comum foi a dor de cabeça (61,5%), seguido da ansiedade das chamadas (34,7%) e da nomofobia (17,1%). Cerca de metade dos inquiridos admitiu que não conseguia passar um dia sem o telemóvel; a maioria explicou este facto com a necessidade de se manter em contacto com a família e os amigos.

Outra tendência preocupante foi o facto de a maioria dos alunos (42,5%) utilizar o telemóvel durante as aulas, o que tem um impacto negativo no seu desempenho académico, e de normalmente navegarem na Internet durante as aulas (74,2%). Por outro lado, também se registaram resultados positivos: A maioria dos inquiridos não utiliza o telemóvel enquanto conduz e a maioria desliga o telemóvel à noite, garantindo uma boa noite de sono.

Em termos de envolvimento móvel, a maioria dos homens obteve uma pontuação elevada na área 5, ou seja, "euforia", seguida da área 6, ou seja, "perda de controlo". As mulheres também obtiveram pontuações elevadas, especialmente na área 5, seguida da área 2, ou seja, "atratividade comportamental".

Em termos de dependência, os homens eram mais dependentes dos telemóveis do que as mulheres. A pontuação média do MPDQ foi maior para os homens, embora a diferença não tenha sido significativa num teste t de Student não pareado. A pontuação do MPDQ variou entre as categorias, como confirmado pela estatística ANOVA. MPDQ

O indicador também diferiu significativamente entre as diferentes categorias utilizando uma estatística ANOVA significativa. >Na regressão logística, o número total de recargas (odds ratio ajustado 1,144) e o número total de horas passadas a utilizar o telemóvel (odds ratio ajustado 1,135) foram positivamente relacionados com a dependência, mas esta relação não foi estatisticamente significativa (P 0,05).

Sugestões.

É necessária mais investigação, de preferência estudos multicêntricos com uma amostra adequada e diversificada, para determinar a natureza da utilização do telemóvel entre os jovens em geral. Assim, este estudo abre novos caminhos para novas investigações.

oportunidades de investigação futura neste domínio:

- Investigação das atitudes dos jovens em relação aos telemóveis
- investigar a forma como as pessoas avaliam atualmente a funcionalidade dos telemóveis e avaliar os fenómenos observados
- Reconhecer e explorar diferentes associações com telemóveis
- Pesquisar o conhecimento das pessoas sobre os lançamentos recentes de diferentes telemóveis, etc.

Literatura

1. Ling R. Adolescent girls and young adult men: two mobile phone subcultures (Raparigas adolescentes e homens jovens adultos: duas subculturas de telemóveis*)*. Kjellier, Telenor Research & Development (Relatório r 34/2001). 2001.

2. Rebello J. Global wireless subscriptions reach http://www.isuppli.com/Mobile-and-Wireless-Communications/News/Pages/GlobalWireless-Subscriptions-Reach-5-Billion.aspx 5 billion, Retrieved from (2010).

3. May H., G. Hearn. O telemóvel como meio de comunicação de massas. Revista Internacional de Estudos Culturais 2005; 8(2): 195-211

4. Ficha n.º 193: Campos electromagnéticos e saúde pública: telemóveis. Genebra: Organização Mundial da Saúde; 2014. pp. 1.

5. Nawaz S., Ahmad Z. Um estudo estatístico sobre a importância da comunicação móvel na vida dos estudantes: IOSR Journal of Humanities and Social Science (JHSS) ISSN: 22790837, ISBN: 2279-0845. Volume 2, Número 1 (setembro-outubro de 2012): 43-49.

6. Esemenaka E. Utilização e impacto dos telefones com acesso à Internet na concentração académica dos estudantes do ensino superior: um estudo na Universidade de Ibadan, Nigéria: IFRA

7. Subba S, Mandelia K, Pathak V, Reddy D, Goel A, Tayal A, Nair S, Nagaraj K. Ansiedade e padrões de utilização de telemóveis entre estudantes universitários de medicina no Sul da Índia. J Clin Diag Res 2013; 7(2): 205-209.

8. História dos telemóveis - Wikipédia, a enciclopédia livre; Disponível em: http://www.wikipedia.org, último acesso em 10 de outubro de 2015.

9. The History of Mobile Phones from 1973 to 2008_ The Handsets That Made It ALL Happen _ Know Your Mobile.html, disponível em http://www.phoneforums.org; última visita em 10 de outubro de 2015.

10. "India recorded 1.63 million new mobile phone users in February", 8 de março de 2004, disponível em https://www.itu.int/osg/spu/ni/futuremobile/socialaspects/IndiaMacroMo bi leYouthStudy04.p df; último acesso em 10 de outubro de 2015.

11. James A. Roberts, Luke Honoré Petney Yaya e Chris Manolis. Invisible addiction: Mobile phone use and addiction among male and female college students: Journal of Behavioural Addictions, 2014 Dec; 3(4): 254-265

12. Paul B, Roy S, Saha I, Misra R, Chattopadhyay S, Basu M. Pattern of mobile phone use among undergraduate medical students of a medical college in Kolkata, West Bengal, India: Turkish Journal of Public Health, 2014; 12(3): 178 - 187.

13. Mortazavi SMJ, Atefi M, Kholghi F. Patterns of mobile phone use and prevalence of self-reported symptoms among primary and secondary school students in Shiraz, Iran. Iran J Med Sci 2011; 36 (2): 96 - 103.

14. Mittal A, Rajasekar VD, Krishnagopal L. Um estudo para avaliar o peso económico e as práticas de eliminação de telemóveis entre os estudantes de medicina. Journal of clinical & diagnostic research abril de 2013; 7 (4): 657660.

15. Mahmudabad SSM. Barkhordari A, Nadrian H, Moshiri O, Yavari MT, A study of mobile phone ownership and use among medical students in Yazd. Pak J Biologic Sci 2009; 12 (21): 1430 - 1433.

16. Os britânicos são viciados em telemóveis. Disponível em: http://www.medindia.net/news/view_news.

_main.asp?x=14264, acedido pela última vez em 10 de outubro de 2015.

17. Salama OE, Abou El Naga RM. Mobile phones: are they harmful? J Egypt Public Health Assoc. 2004;79(3-4):197-223.

18. Thomee S, Harenstam A, Hagberg M. Mobile phone use and stress, sleep disturbances and depression symptoms in young adults - a prospective cohort study. BMC Public Health 2011; 11:66.

19. Soderqvist F, Carlberg M, Hardell L. Wireless phone use and health symptoms: a population-based study among Swedish adolescents aged 15-19 years. Ambiente e Saúde 2008; 7: 18

20. Takao M, Takahashi S, Kitamura M. Addictive Personality and Problematic Mobile Phone Use [Internet] 2013 (Atualizado em 21 de julho de 2015) Disponível em: http://www.researchgate.net/publication/234054787, último acesso em 10 de outubro de 2015.

21. Cholise M. A dependência de telemóveis: uma perspetiva do problema. Addiction 2010; 105(2): 373-4

22. Uso excessivo de telemóveis [Internet]. 2015 [citado 10 de setembro de 2015]. Disponível em: http://wikipedia.org/mobile phone overuse/articles/html, último acesso em 10 de outubro de 2015.

23. Belardi, B. (Ed.). (18 de junho de 2012). Os consumidores anseiam mais por iPhones do que por Facebook e sexo;

Do sítio Web da PR Newswire: http://www.prnewswire.com/news-releases/consumers-crave-iphone-more-than-facebook-sex-according-to-gazelle-159430685.html, último acesso em 10 de outubro de 2015.

24. Billier J. Problematic use of mobile phones: A literature review and pathway model. Current Psychiatry Reviews October 2012; 8(4) Disponível em: http://www.researchgate.net/publication/261878327, último acesso em 10th de outubro de 2015.

25. Hawking B. Preliminary report: symptoms associated with the use of mobile phones. Occup. med., 1998, 48(6): p. 2-3

26. Selfie palavra do ano 2013 [Internet] 19th novembro 2013[cited setembro de 2015] Disponível em: http://blog.oxforddictionaries.com/press- releases/oxford-dictionaries-word-of-the-year-2013/, último acesso em 10 de outubro de 2015.

27. Toda M., Monden K., Kubo K., Morimoto K. Mobile phone dependence and health-related lifestyle in university students: Social Behaviour And Personality, 2006, **34**(10), 1277-1284

28. Walsh SP, White KM, Cox S, Young Ross McD. Constant connectivity: predictors of mobile phone use in young Australians. *Computers in Human Behaviour* 2011; *27*(1):333-342.

29. Brown, R. I. F. Um modelo teórico de dependências comportamentais - aplicado ao crime. Em J. E. Hodge, M. McMurran & C. R. Hollin (Eds.), Addicted to crime. Chichester, Reino Unido: John Wiley, 1997.

30. Walsh SP, White KM, Young RM. Excessive connectivity? Um estudo qualitativo sobre a relação entre os adolescentes australianos e os seus telemóveis. Journal of Adolescence 2008; 31: 77 - 92.

31. Cholise M. Dependência do telemóvel na adolescência: o Teste de Dependência do Telemóvel (TMD): Prog Health Sci 2012; 2(1): p. 2-40

32. Fortunati L., Katz J.E., Riccini R. Mediating the human body: Technology, communication and fashion. Manwah (New Jersey):

Lawrence Erlbaum; 2003. capítulo 8, Mobile phone tribes: youth and social identity; pp. 87-92.

33. Harwood J, Dooley JJ, Scott AJ, Joiner R. Constantemente ligado - Os efeitos dos dispositivos inteligentes na saúde mental. Computadores no Comportamento Humano 2014; 34:267-272.

34. Nirn K. Mobile Democracy: Essays on Society, Self and Politics [Democracia Móvel: Ensaios sobre a Sociedade, o Eu e a Política]. Viena, Áustria: Passagen Verlag; 2003. Capítulo 16, Virtual Strangers: Young Love and Texting in the Philippine Archipelago of Cyberspace; pp. 225-35

35. Badr, Rawiya Ibrahim; Badr, Hatem Ibrahim; Ali, Nabil Mansour (201203-26). "Telemóveis e infecções nosocomiais". Jornal Internacional de Controlo de Infecções 8 (2). ISSN 1996-9783 [Recuperado em 2015-04-21]. Disponível em http://www.google.com, acedido pela última vez em 10 de outubro de 2015.

36. Organização Mundial de Saúde: Agência Internacional de Investigação do Cancro (2011). "IARC classifica os campos electromagnéticos de radiofrequência como possivelmente cancerígenos para os seres humanos". [citado em setembro de 2015] Disponível em: http://www.wikipedia.org, último acesso em 10 de outubro de 2015.

37. Abby G., White, Walter Bubolz, Frank Igu. Utilização de telemóveis, qualidade e duração do sono em estudantes universitários: International Journal of

№ Humanidades e Ciências Sociais, Volume 1 18 [Internet] [citado em setembro 2015] Disponível em: www.ijhssnet.com, último acesso em 10·outubro 2015

APÊNDICE:

Questionário

Saudações! Estou a realizar um projeto que visa descobrir a natureza da utilização do telemóvel entre os estudantes de medicina. Os seus comentários ajudar-nos-ão a compreender, avaliar e completar a literatura existente sobre este tema. Por favor, dedique alguns minutos a preencher este questionário.

Antes de preencher o formulário de candidatura, há alguns aspectos a ter em conta.

Preencheu uma declaração de consentimento

Não há respostas certas ou erradas, apenas a sua opinião conta.

Dê a sua própria opinião e não copie as opiniões de outras pessoas. A sua identidade não será revelada, por isso não dê opiniões falsas.

Contacte-nos se tiver quaisquer perguntas ou dúvidas sobre a investigação.

(PARTE I)

Personal details

S. No. (Will be provided, kindly leave a blank)- ___________

Age-_______ Sex- ________ Year of course (batch)- ___________________________

Religion- ___________________________________

Hostelite or Day boarder- ________________________ Residence (**tick**)- Urban Rural

Total no. of family members- _________ Father's/ Guardian's occupation-_____________

Total **monthly family** income- ______________________________________ (in rupees)

Monthly allowance/ expenditure done by you- _____________________ (in rupees)

Q.1 Porque é que comprou um telemóvel? (**Assinale até 2**) a)Para se manter em contacto com os seus amigos e familiares b)Queria comprar um c)Toda a gente comprou um d)Considera-o uma necessidade na vida de hoje e)Não tenho telefone fixo, por isso uso um telemóvel. f)Recebi-o como presente de um familiar/amigo/conhecido g)Outro (especificar) -. _______________________________

Q.2 **a)** Há quanto tempo utiliza telemóveis? (em anos)

b) Quantos telemóveis já trocou? ____________________

Q.3 Na sua opinião, qual é a melhor coisa de utilizar um telemóvel? **(Assinale todas as opções que se aplicam a si)**

a) É um símbolo de estatuto.
(b) É um acessório de moda
(c) Torna a sua vida mais confortável
(d) Dá-lhe uma sensação de segurança
(e) Pode manter-se em contacto
(f) Qualquer outro ____________________

Q.4 a) Que telemóvel utiliza atualmente? Qual é o número do modelo e quanto é que custa?

b) Qual é a marca de telemóvel que prefere ou gostaria de comprar? Indique também as razões para tal.

Q.5 Tem um smartphone (assinale)? Sim Nã

o

Q.6 Que tarefas faz com o seu telemóvel? (**Assinale todas as opções que se aplicam a si**)

a) Telefonemas para familiares e amigos
(b) Telefonemas para amigos e conhecidos
(c) Mensagens de texto
d) Navegar na Internet
e) Redes sociais
f) correio eletrónico
(g) Jogar jogos
(h) Ver filmes, programas de televisão, fotografias ou vídeos
i) Receber actualizações (notícias, meteorologia, etc.)
(j) Outros (especificar) - (j) Outros (especificar)

Q. 7 Tempo estimado de conversação com o telemóvel **por semana** (em horas)

Q.8 Tempo médio **diário (por dia)** gasto em cada atividade - **Q.8** Tempo médio **diário (por dia)** gasto em cada atividade - **Q.8** Tempo médio **diário (por dia)** gasto em cada atividade

ACTIVITY	HOURS
Calling family and relatives	
Calling friends and acquaintances	
Texting	
Internet Browsing	
Social Networking	
E-mail	
Playing games Watching movies, television shows, pictures or videos	
Getting updates (news, weather etc)	
Others (specify)	

Q.9 Se utiliza o seu telemóvel para navegar na Internet, indique para que fim...

Q.10 É (assinale a opção adequada) - Utilizador de serviços pré-pagos Utilizador de serviços pós-pagos Utilizador de serviços pós-pagos

If You Are A Pre-paid User	If You Are A Post-paid User
i) How often do you recharge your phone? a) Weekly b) Fortnightly c) Monthly d) Yearly e) Any other (specify)- ____________	I) What is your average monthly billing? a) Less than 500 rupees b) Between 500-1000 rupees c) Between 1000-2000 rupees d) More than Rs. 2000 (specify)-
ii) What is your usual total sum of recharge done at a time? (specify)-	
iii) Do you use up all your recharge within the validity period? YES NO RARELY OFTEN	

P.11 Quem é o seu prestador de serviços?

Airtel

Vodafone

Confiança

BSNL

Outro (especificar) - ______________

Q.12 Por que razão prefere o seu atual prestador de serviços?

(a) Funciona melhor do que todos os prestadores de serviços na zona onde vivo

(b) De bolso

(c) Recebo muitas sugestões, adições e outras possibilidades adicionais

(d) Eu e os meus familiares utilizamo-lo há muito tempo e consideramo-lo muito fiável.

e) Qualquer outro motivo (especificar) -

Q.13 a) Qual é a sua **despesa média mensal com a utilização da Internet** através do seu telemóvel? (em rupias) ______

b) Qual é a sua **despesa média mensal com outras utilizações do** telemóvel? (por exemplo, chamadas, S.M.S., etc.) __________ (em rupias)

c) Qual é a sua **despesa mensal** média em reparações, actualizações, acessórios para telemóveis, etc.? (em rupias) ________________

d) Quem paga o seu telemóvel (por exemplo, você, os seus pais, amigos, avós, etc.)? ______________________

P.14 Utiliza um telemóvel durante as aulas?
a) Sim,

se sim; para receber/criar um chama. enviar sms ouvir música/vídeo
(assinalar como Internet jogar verificar navegar na
muito) jogos Tempo

Outras actividades (especificar) _________________________

b) não
c) raro

P.15 Utiliza o telemóvel enquanto conduz?
a) Sim
b) Não
c) Por vezes.
d) Eu não conduzo um carro

P.16 Conhece ou já leu sobre os perigos da utilização de um telemóvel?

SIM **NÃO** **(assinalar a casa)**

Q. 17 Em caso afirmativo, especifique algumas - a) ________________

b) ______________________________

c) ______________________________

d) ______________________________

Q.18 Tem frequentemente algum dos seguintes problemas, especialmente depois de utilizar um telemóvel? **(Assinale todas as opções aplicáveis)**
A) Dor de cabeça
B) Tonturas
C) Vómitos
D) Ansiedade (ouve o telefone a tocar mesmo quando não está a tocar)
E) Nomofobia (medo de não poder utilizar o telemóvel)
F)Outros (especificar) -.______________________________

Q.19 O seu telemóvel está sempre ligado (mesmo à noite)? **SIM/NÃO**

P.20 Consegue passar sem o seu telemóvel durante o dia? **SIM**
NÃO

P.21 Em caso negativo, indique porquê.

(PARTE II)

Existem 8 perguntas/pontos. Dependendo do grau de relevância ou aplicabilidade de cada ponto, assinale a coluna mais aplicável.

ITEM	Strongly disagree	Disagree	Somewhat disagree	Neither agree or disagree	Somewhat agree	Agree	Strongly Agree
• I often think about my mobile phone when I am not using it.							
• I often use my mobile phone for no particular reason							
• Arguments have arisen with others because of my mobile phone use							
• I interrupt whatever else I am doing when I am contacted on my mobile phone							
• I feel connected to others when I use my mobile phone							
• I lose track of how much I am using my mobile phone							
• The thought of being without my mobile phone makes me feel depressed.							
• I have been unable to reduce my mobile phone use.							

(PARTE III)

Existem 20 perguntas/pontos. Dependendo do grau de relevância ou aplicabilidade dos pontos individuais, assinale o número correspondente na coluna.

ITEM	Always	Often	Sometimes	Hardly ever
1. I give my mobile phone more priority than clothes and food				
2. I feel unsettled when I forget to take my mobile phone with me.				
3. I would rather lose my wallet or purse than my mobile phone.				
4. I recharge my mobile phone battery every day.				
5. I don't really want to go to places where mobile phone signals are weak.				
6. When I am riding on a train or in similar situations, I tend to handle my mobile phone.				
7. Even while riding on trains, I make and receive calls.				
8. I use my phone when I am in the company of one or two other people.				
9. I make mobile phone calls even late at night.				
10. I talk on my mobile phone for more than one hour a day.				
11. I find it hard to keep company with people who don't have mobile phones.				
12. Without thinking, I check my phone for email or voice mail even when it hasn't rung.				
13. I send mail even when I am at work or in class.				
14. I send ten or more emails a day.				
15. I am pleased when I receive email				
16. I send mail with little content that has no practical purpose.				
17. I use a lot of pictographs in my email				
18. I always reply to phone email				
19. I send lots of long email messages.				
20. I express my true feelings better via email than by voice mail				

****

MUITO OBRIGADO PELO VOSSO TEMPO! UM BOM DIA!

Formulário de consentimento informado

I, ... filho /filha

....
Residência...no endereço

Tomei conhecimento de que estou a ser convidado a participar num estudo sobre a utilização de telemóveis por estudantes de medicina da Faculdade de Medicina de Bengala Ocidental. Compreendo os riscos e benefícios do estudo. Os dados recolhidos sobre mim no âmbito do estudo serão mantidos confidenciais. A minha participação neste estudo é voluntária e não envolve qualquer ganho financeiro. Posso retirar-me do estudo em qualquer altura sem incorrer em quaisquer desvantagens. O investigador pode utilizar e publicar os dados obtidos durante o estudo sem revelar a minha identidade. Recebi uma cópia do presente formulário. Dou o meu consentimento para participar neste estudo. Dou o meu consentimento se estiver de boa saúde física e mental.

Assinatura do participante:..

Data: ....

Localização...

Assinatura do investigador:

Data: ....

Localização: ....

Assinatura da testemunha:

....

Data: ....

Localização: ....

**** 8 inquiridos não podem ser considerados***

A tarefa em que se gastou mais tempo foi "redes sociais", com um valor mediano de 45 minutos, seguida de navegar na Internet (40 minutos); o menor tempo foi gasto a verificar e-mails, com um valor mediano de 10 minutos.

**** 6 inquiridos não responderam***

Metade dos inquiridos afirmou que conseguiria viver sem o telemóvel durante um dia;

A outra metade dos sujeitos do teste não conseguia viver um único dia sem os seus telemóveis.

**** Dos 123 inquiridos, 12 não responderam a esta pergunta, tendo os restantes respondido que podiam estar sem telefone durante o dia. Foram registadas respostas múltiplas.***

A maioria dos inquiridos (81,9%) referiu como motivo a necessidade de se manterem em contacto com os seus entes queridos, enquanto o menor número (8,1%) referiu a dependência dos telemóveis e a necessidade de os ter por perto.

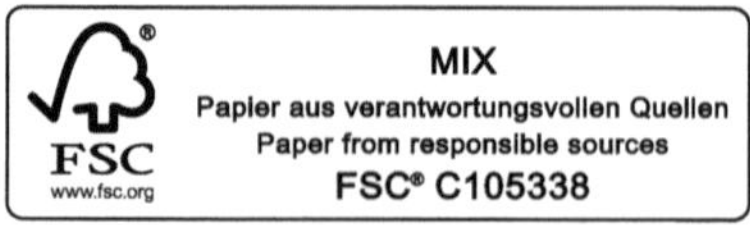

Printed by Books on Demand GmbH, Norderstedt / Germany